DIE HILDEGARD-PFLANZEN- APOTHEKE

德國醫生愛用的
聖賀德佳養生寶典

增修版

德國醫生　**萊茵赫德‧席勒**　著
　　　　Reinhard Schiller

聖賀德佳學院創辦人　**王真心**　合譯
　　　　　　　　　　王雅芳

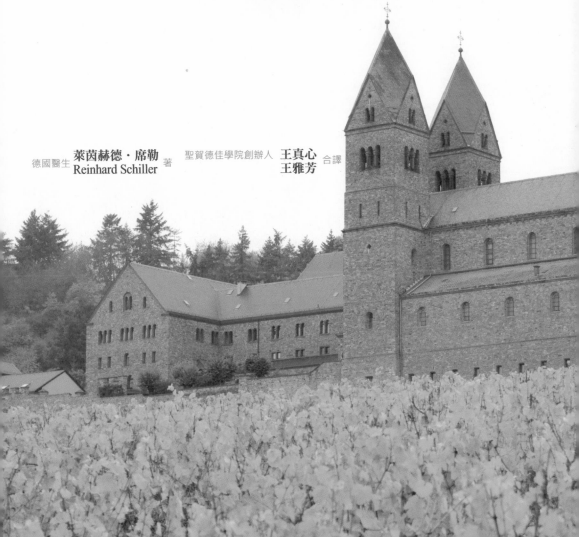

Index
目錄

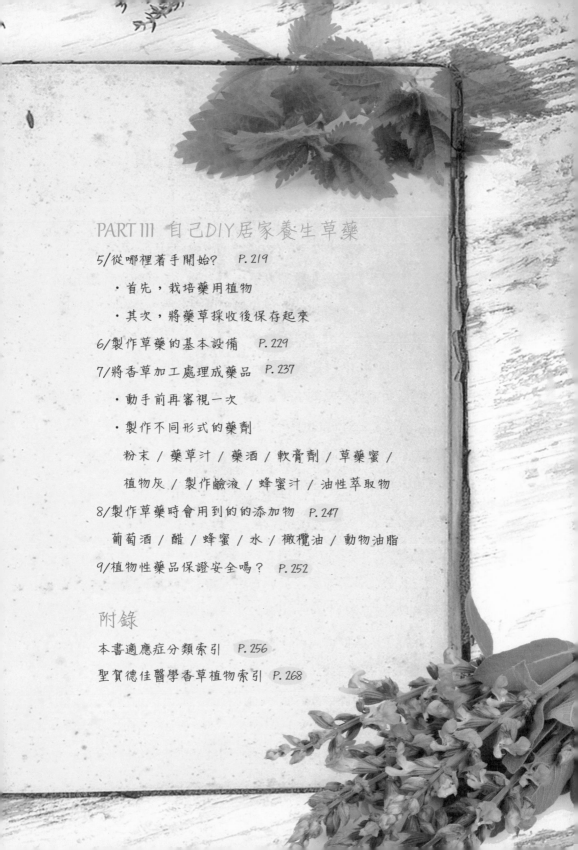

天主的恩典——
聖賀德佳香草植物養生寶典

感謝天主上智的安排！有幸於 2015 年間透過郭秋玲修女引薦拜訪位於桃園龍潭鄉聖賀德佳學院創辦人王真心老師，並獲贈與拜讀這本由奧地利赫茲卡醫師研究著作，取材自德國中世紀聖賀德佳修女所撰寫的《具療效的生物——受造物的自然療癒力》，由王老師歷盡心血精心翻譯，於 2014 年 12 月初版的巨作。書中內容以認識聖賀德佳醫學開始，敘述聖賀德佳修女的生平聖蹟，以及在九百年前的中世紀修道院中，如何透過上主恩賜的神視力量，從自然界奧祕獲得醫療啟示，並且經身體力行而發展出藉由宗教信仰與大自然奧妙神恩的應用，達成身心靈平衡療癒的一種整體性的、全人性的自然醫學！

其中有兩段話：「人不僅靠餅生活，也靠天主口中的話生活。」、「沒有雨水的夏天，既乾枯又貧瘠。然而宗教如雨水，滋潤人心，灌溉人靈，使之長養。醫學如夏天，負責讓人類的靈魂棲身在健康的軀體裏面，兩者彼此相輔相成，一起運作。宗教與醫學，兩者都是天主所賜。」。詮釋了宗教信仰與靈性生命對於人類在對抗疾病與獲得身心靈健康的重要性及必要性。同時介紹了放血與拔罐的兩種淨化身體的自然療法，以及何謂健康的食物？如何避免人工添加物，並利用丁可小麥等通用食療藥方來達到保健與維護人體健康的道理與實作方法。第二部分則列舉基礎應用及進階應用的香藥草植物，以聖賀德佳

《醫藥書》中所述的適應癥狀、處方與用法，做出詳盡解釋説明正確的應用方法。最後一章節則教導如何居家栽培香藥草與 DIY 手作居家養生草藥的實作方法！

　　從上述的章節內容簡述當中大家應該可以了解到這本聖賀德佳修女的自然醫學內容有別於現代醫學典籍中大量的以自然科學的化學有效成分分析結果與藥理作用等試驗分析所得證據，朝科學化與物質化的面向來描述香藥草的功效。而是以聖賀德佳所言：「在所有的受造物中，在動物、爬蟲動物、鳥類與魚類，以及植物與樹木裡面，隱藏著天主的奧祕，它們不為人類或其他受造物所知所感，除非天主將此奧祕顯示給人。」，也就是以受造物的自然療愈力面向，以及她的親身體驗來陳述。除了居家保健與醫藥上的實用性外，更著重於療愈所必備的來自宗教信仰的精神性與心靈性等之靈性要素。

　　近半世紀以來由於人口老年化問題日趨嚴重與醫療成本逐年增高成為各國財政經費支出的沉重負擔，因此，以強調注重個人日常生活居家保健避免疾病發生的預防醫學已成先進國家以及現代醫療體系的主流顯學，眾多相關的養生保健或自然醫學之道相繼問世，廣受普羅大眾喜好並趨之若鶩。但鮮見有關靈性療愈力量來自何方與其根源的詳述。而本書精闢的闡述出靈性療愈的力量的根源，及其全人性及整體性，兼具簡而易行的生活應用之道。因此聖賀德佳修女的自然醫學目前在先進的歐、美、日等國家，廣受崇尚大自然的大眾所喜愛，並在日常生活中實踐推廣。

最後，還是要感謝天主上智的安排，歷經四年後剛剛購買了日文翻譯的聖賀德佳香藥草療法、季節食療與料理配方等三本書籍正在苦讀之際，某日突然接獲久未聯繫的郭修女通知，告知天主教台中教區主教公署黃清富神父與王老師正在召喚筆者參與台中地區聖賀德佳療癒課程的學習與推廣工作，協助香藥草栽培技術實作課程與療癒花園規劃的區塊，經重逢洽談之後欣然接受任務。隨後承蒙王老師不嫌余之不才與默默無聞，邀請於此次的增修版中協助在書中香藥草植物的名詞翻譯上，依照植物學與植物分類學標準，盡一綿薄之力，略作修正，並為之序，推薦給對自然醫學有興趣的同道！同享天主光榮！天主保佑！

本文作者：

　　張隆仁，國立臺灣大學農藝所博士，在臺中區農業改良場服務 26 年，至副研究員，期間曾任私立大葉大學藥用植物與保健系兼任助理教授。2015 年退休前任臺中市農業局副局長。退休後專研有機農業自然農法，2016 年起擔任臺中區農業改良場農業張老師，並擔任經濟部標準檢驗局農業國家標準技術委員迄今。

一本居家保健的實用寶典

我從小在示範農家（政府農業部門發給）長大，父親在農業方面，特別是甘蔗的品種改良，貢獻很大，我們深受父親做活、治療疾病、健康保健、打拳、養生的理念影響，另外在認識野菇、野果、野草、野菜、藥草、草藥的根基上，也得自父親的傳承。印象最深的一幕是，每當我們發燒時，爸爸就買一顆小玉西瓜給我們吃，可是交代我們要整顆吃掉，再配上一大鍋混合著甘蔗、野草、藥草煮的高湯。我們回憶小時候，好像沒有給醫生看病的經驗。

適逢聖家會修女及外國籍指導神父來真福山避靜一星期，我遵從劉振忠主教的叮嚀，在餐點上給避靜的人多預備些健康的飲食。期間這位外國神父看到我給的餐點有牧草葉水果精力湯、牧草梗五穀雜糧高湯、有機蔬菜……，要我去找輔大的王真心老師。之後，我收到她的試讀本，細讀之後我非常驚訝，原來在 1885 年以前，希臘醫生蓋倫‧克勞狄斯（Galenus Claudius）在古羅馬時代，就用藥草、野草、野菜等自製藥材，在醫療與生活中使用。

更玄妙的是，九百多年前，德國博明罕地區（Bermersheim）的聖賀德佳從自然界奧祕中獲得醫療智慧，她順從天主給的特別恩典，將神視中所見記錄下來。在本篤修道院神父的協助下，終於完成多部神視作品，其中她特別提到「身心不適靠著藥物就能解除，是個謬論」，因為人不僅靠餅生活，也靠天主口中的話生活。

奧地利的赫茲卡醫生（Dr. med. Gottfried Hertzka）傳承了聖賀德佳醫學系統，促使大自然的藥方寶藏發揮得淋漓盡致，他在其中的研

究發現到，燒烤過的食物在體內會比水煮的食物產生更多的黏液，黏液也會因強烈的激動情緒（例如：憤怒、暴怒與悲傷）在器官內產生黑色膽汁（有毒膽汁），這些體內的毒必須透過放血與拔罐兩種排毒方法，才能將之排出，這說明了女人月經經期也是最好的排毒方法，東西方醫療看法相近，真是相當奇妙。

通常我們摘菜只強調在陽光晒過、硝酸鹽減低時的午後兩點最為恰當；聖賀德佳更進一步強調必須在盈月時收割，如果是採摘根莖部分，就在秋季或早春，這些與東方「落葉後所有營養歸根」的理念是相合的。

最後，我期待所有中西醫師都有緣分可以接觸到這本書的內容。這本書不僅可以幫助一般家庭了解，何時栽種這些香藥草，何時收割植物使其營養與藥效達到最好；更可以做為整合身心靈健康、治療所有疾病的借鏡，真是保命、保健康的一本寶典。

好東西與好朋友分享，本書但願是您整合身心靈健康成長的智慧之書。

本文作者：

李秋涼，民國33年出生於台南縣北門鄉，從小在農村長大，喜愛大自然，對大自然的神奇治癒能力耳濡目染。求學期間受過完整的護理訓練，婚後家中開設藥局，因此對醫藥知識略有涉獵。四十歲因子宮肌瘤開刀，四十六歲罹患膀胱癌，患病期間接觸生機飲食及另類療法，並有極深刻的體悟。後與夫婿致力於推廣生機飲食，從事教學演講活動，幫助癌症患者獲得健康。曾任高雄愛德園文教基金會董事長，關西望德園發起人之一，以及埔里信望愛圓緣園創辦人，獲頒第十三屆全球熱愛生命獎章。現任天主教會高雄教區愛德園志工教師。

與中醫相互印證的
西方植物醫學

　　我行醫已四十年，並且以針灸、拔罐、穴位推拿、拍打、中草藥燻敷、食服等自然療法治癒各種疑難雜症，包括癌症。病友常要我寫書，也願將其病歷公開做見證，但我行醫的原則是「以人為本，以病為師」，所以不斷地在尋找可以詮釋我做為一位身心靈導師的醫書。

　　我不是天主教徒，但是我確信宇宙中的主宰天主（上帝或無極老母）是我們靈性的根源，不斷地給予我們無限的能量和智慧。李秋涼老師是天主派遣來拯救地球、保護環境，讓大家身心靈健康的導師。她認為我是聖賀德佳醫學的實踐者，因此推薦我為本書寫序文。

　　聖賀德佳醫學於九百多年前就已在德國使用，以放血、拔罐、天然食物和草藥治療來養生，並且明確地印證中醫陰陽消長的自然法則。例如，滿月之後六天內才能放血，使血液淨化，且三天內不能吃生的水果蔬菜，禁食燒烤肉類、醃製、燻製過的食品和烈酒。在滿月播下的種子發芽快，生長快，綠葉更多，殘月播下的種子，發芽生長較慢，梗莖較少，但是穀類產量更豐碩。

　　書中的草藥、食物，也有類似中藥、中國民間驗方的，如金錢薄荷治療頭昏頭痛、腦震盪、昏迷等病，莪朮、高良薑治療巴金森氏症、四肢顫抖、全身無力等。

自然的食物、根、莖、葉、種子、花等都是養生、淨化身心靈的食材、藥材。祈願這本書不但能詮釋我的醫療大法，也能讓自然養生的醫學永續傳承。

本文作者：

　　鄭阿銀中醫師，年輕時即傳承祖輩以中草藥行醫救人的心志，民國66年成立針灸科中醫診所，是台灣最早以針灸科登記執業的診所，曾經以針灸為許多奧運代表選手治病，也以推拿、拔罐、放血、中藥等治癒病友。目前住在李秋涼老師在柴山休養時，背山面海的鐵皮屋中，並教導病友運動內臟和腦部，協助病友以自然衣食養生療法恢復健康。目前是鄭阿銀針灸科中醫診所執業醫生。

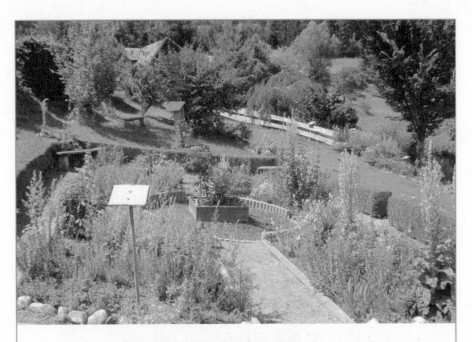

聖賀德佳學院與
聖賀德佳全人發展協會

自 2004 年的論文與聖賀德佳相遇以來，王真心副
教授創辦聖賀德佳學院，自詡為橋樑——渡一個文化到
另一個文化，把德國重要的自然醫學的新知，尤其是聖
賀德佳的自然療法帶到台灣來。多年來在翻譯、栽種、
養生法應用推廣上耕耘，結識許多志同道合的夥伴，也
促成協會成立的因緣，集眾人之心力，傳遞聖賀德佳的
身心靈理念，引領大眾認識中世紀歐洲修道院的養生奧
秘、大自然的復原力與善度幸福人生的生活方式，幫助
大眾在生活各個面向，成為一個整全的人。

增修版譯者序 / 聖賀德佳學院創辦人王真心老師

　　上一版與增修版之間，相隔四個年頭！透過香草植物認識聖師賀德佳的讀者與演講參與者也日益增多。為了能夠增加賀德佳自然養生療法的豐富與多元性，此書增加了 30 種樹木，提供了它們不同部位的用途，例如：果實、樹皮、樹葉等等。

　　相較於聖賀德佳在醫藥書當中的兩千多種配方、人類透過美德療癒身心靈的知識，以及人與天地連結的奧秘，這些植物都屬於賀德佳浩瀚知識大海中的一艘小舟；我們期待有更多的人能夠透過這本書，成為聖賀德佳的追隨者，一起把上天賜給聖師賀德佳的啟示性知識，傳揚給世人，尤其我們居住在亞洲地區的華人們。

　　最後，我代表團隊對張隆仁博士致上最誠摯的感謝，他提供了專業上的寶貴建議與指正。

修道院自然醫學在台傳承

　　一本有關將近九百年前的西方修道院醫藥書，終於傳到台灣來了，回想 2012 年初到 2014 年底，將近三年的時間，為了傳承與推廣這個基督宗教德國系統的本草自然療癒法，我真是卯足了勁。

　　2012 年，我冒著零下 14 度的寒冬，在冰天雪地的德國艾賓根鎮，聖賀德佳修道院中找到了聖賀德佳的《醫藥書》，並且於同年五月在德國參觀了許多的聖賀德佳香藥草園，回台之後，開始進行書籍的翻譯工作，最後選擇了席勒醫師執筆的這本聖賀德佳醫學實用本加以出版，目的是為了讓讀者能夠自行栽種，

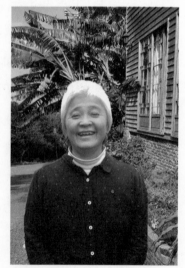

王真心攝於聖賀德佳學院

自行在家裡煮藥方，作為養生保健之用。特別說明的是，我在本書中將德文的 Kraut 按上下文需要，翻譯為香草或藥草，其實指的就是可以用來養生保健的植物，我也習慣通稱為香藥草以方便使用。

2013 年，是我找地種植這些香藥草植物的階段，也在台灣淡水的聖本篤修道院成功地試種了歐洲 3000 年前的丁可野小麥。由於修道院的人手不足，我又開始在院外找地，走遍了新北市、宜蘭、桃園、新竹、苗栗、南投、甚至到了高雄，都沒有找到適合的地點。

2014 年三月，因緣成熟，我終於在桃園龍潭鄉的崑崙草藥園與神農湯屋附近，找到了一塊山坡地與房舍，在此開始我的香藥草栽種的實驗工作。同年五月，賀德佳修女封聖之日，在此成立了「聖賀德佳學院」籌備處，由義大利籍安吉恩神父祝聖，之後，聖賀德佳香藥草園的設計與植物栽種的工作就如火如荼地展開了，直到十二月，香藥草園已經種植了十幾種植物，並且在學院中實驗了好幾個配方，例如，治心良方：香芹蜂蜜葡萄漿，德國人稱之為「心酒」，可治心痛、脾痛、治鬱、入睡困難，以及有助於心肌梗塞後的復元。製作此一配方十分容易，卻讓許多失眠的人，漸漸可以安然入睡，減輕鬱悶與心痛，一如聖賀德佳在《醫藥書》所敘述。

一個中年轉行心理輔導工作的德語老師，從花精治療的花叢中，走回了翻譯的老本行，翻譯書後，又當起種植香藥草的農婦，我不知道，究竟上蒼要帶我到何處，套句聖賀德佳修女的話：「羽毛本身毫無飛行能力，只是順風翱翔，微風帶動一根小小羽毛。這無疑是全能天主的巧妙安排，是祂讓本身不敢有所作為的人，能夠有所成就。」這段話一直深深的激勵著我向前行。

在此，我要特別感謝我的先生高銘健，身為佛教徒的他，支持著天主教徒的老婆做修道院香藥草的推廣工作，在我忙碌時，他利用公

餘之暇，每天不辭辛勞地為植物澆水，整地工作與重建房舍的工作也都少不了他；在我衝太快時，有他幫我踩剎車，真的感謝天主派給我這麼一位與我性格相去甚遠的大天使。

　　德國方面有住在黑森林的香藥草講師 Edith Fehrenbach 為我解答《醫藥書》中的一切疑惑，有艾賓根城聖賀德佳修道院的副會長 Philippa 修女，與草藥專家 Hiltrud Gutjahr 全心全力的支持我在台灣的工作，更有兼具西醫與聖賀德佳醫學專家身分的 Filizitas Karlinger 醫師，在此一併感謝。

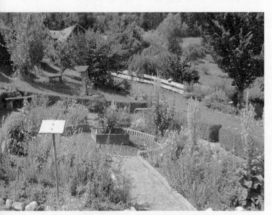

我們的姊妹花園：德國黑森林
聖賀德佳香草園

　　所有曾經來過學院與香藥草園擔任志工的兄弟姊妹們，感謝你們，一同為修道院自然醫學的傳承努力。感謝本篤修道院向道心修女與陳宇心修女的祈禱，輔大呂慈涵老師、柯博識神父的大力協助，以及紅虹姊妹在心靈與實際上的支援，讓我力量倍增。以及一同為成就這事的人：仲秋、芳怡、小蕙、明華、慧霞。

本文作者：

　　王真心，輔仁大學德國語文學碩士、心理學諮商博士，曾任崔玫花精救災團隊專師之一（2008-2010 年前往四川賑災），也是德國新巴赫花精療法引進者，目前是輔仁大學心理系兼任副教授，2014 年創辦了聖賀德佳學院，致力於推廣聖賀德佳的身心靈醫療與靈修觀。

德國醫生愛用的
聖賀德佳香草植物養生寶典

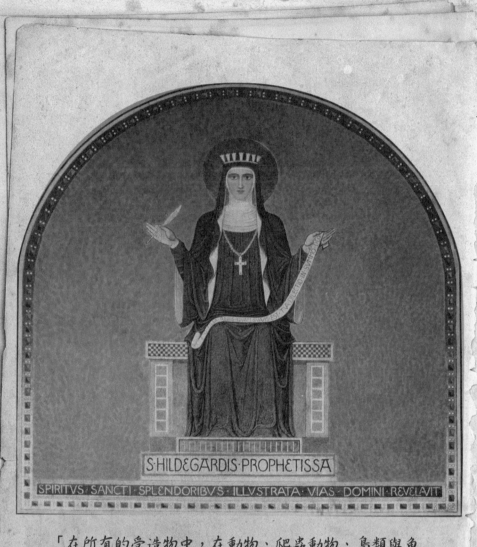

S·HILDEGARDIS·PROPHETISSA

SPIRITVS · SANCTI · SPLENDORIBVS · ILLVSTRATA · VIAS · DOMINI · REVELAVIT

「在所有的受造物中，在動物、爬蟲動物、鳥類與魚類，以及植物與樹木裡面，隱藏著天主的奧祕，它們不為人類或其他受造物所知所感，除非天主將此奧祕顯示給人。」

Hildegard von Bingen

聖賀德佳修女 1098-1179

前言

　　本書取材自德國中世紀聖賀德佳修女所撰寫的《具療效的生物──受造物的自然療癒力》(*Heilkraft der Natur "Physica" Das Buch vom dem inneren Wesen der verschiedenen Naturen der Geschöpfe*)。

　　「在所有的受造物中，在動物、爬蟲動物、鳥類與魚類，以及植物與樹木裡面，隱藏著天主的奧祕，它們不為人類或其他受造物所知所感，除非天主將此奧祕顯示給人。」

　　上述的話出自聖賀德佳修女(St. Hildegard von Bingen 1098-1179)，她生於中世紀的貴族家庭，十四歲前往德國中部萊茵河畔的狄士博山(Disibodenberg)修道院修道，在此本篤修道院會士的保護下度過餘生。西元1150年，她與另外20名修女遷入位於賓根(Bingen)城的魯伯山(Rupertsberg)修道院，這是她們合力建立的新修院。西元1148年的宗教會議上，賀德佳獲得當時教宗猶金三世(Eugen III)的認可，開始以先知的身分，傳揚天主透過神視給她的啟示。

　　聖賀德佳的最大特色是：在幼年時，經常被聖神充滿，看見比舊約先知們更多的宇宙奧祕，她在寫給祕書更博(Wibert von Gembloux)的信中提到：「只要天主願意，我的靈魂會在神視中，攀升到穹蒼之高處，以及變化多端的雲空。有時擴展至離此遙遠地區的不

同民族，以及完全陌生的地區。我在靈魂深處見到這一切……好似太陽、月亮和星星反射在水面上，那些文字、言論與力量，有時其他人類的行為，也反映在我的心鏡上。」

在《畢生成就》（*Liber vitae meritorum-Das Buch der Lebensverdienste*）一書的序言中（西元 1150 年完稿），聖賀德佳如此說：「天主啟示我這個頭腦簡單的人，花費十年時間努力完成神視作品《當知之道》（*Scivias*），在第九個年頭，天主透過同樣的神視，啟示我開始撰寫《受造物的不同屬性的細微質性》（*Subtilitates diversarum naturarum creaturarum*）……」

聖賀德佳繼續寫道：「聖神是活泉，神將祂的聖神傾注在祂所有的作品中……祂也透過這位自稱不學無術的婦女，將受造物特定的自然療癒力量（virtutes naturales diversarum rerum），有關人類《畢生成就》之書以及其它深奧的祕密啟示給我們，讓這位婦女在真實的神視當中有所見聞。」

聖賀德佳被允許看見萬物之不同屬性的細微質地，認識萬物的內在本質，並且洞察隱藏於裡面的力量，我們可以從西元 1223 年為她所寫的列聖申請檔案中讀到她的其他著作，其中有兩部自然醫學的著作，一本是今天我們所讀到的《醫藥書》（*Physica*），另一本今天我們稱為《疾病的起因與治療》（*Causae et Curae—Ursachen und Behandlung von Krankeheiten*）。

聖賀德佳在她所有的作品當中不斷地強調，人類的根源是天主之光明，肉體的生命終究會結束，之後，進入永恆的光明，永遠生活

在三位一體天主之心中。天主將宇宙萬物賜予人類，當成寓居之所與生活空間，在此處，人類獲得賴以維生的藥石。聖賀德佳醫學專家 Hildegard Strickerschmidt 曾這樣説：「聖賀德佳的全部作品中，最核心的位置就屬醫學類書籍，我們可以稱它們是有關靈性紮根於地的書籍，它們涵蓋了維持人體健康的生物性條件，以及療癒所必備的精神性與心靈性的要素，這獨創的整體觀貫穿她的醫學與神學神視著作。」

《具療效的生物──受造物的自然療癒力》一共有九冊，聖賀德佳描述了約 500 種藥草與樹木、動物（四腳、魚類、爬蟲類），以及寶石、金屬與河川，這些內容不是關於自然科學的描述，而是完全著墨於醫藥上的實用性，有助於人類治療的層面，也就是説，這是關於這些生物是否有益或無益於人類身體健康的描述，此醫藥書籍包括了約 2000 種食譜與使用處方。

當聖賀德佳談論生物本質與其內的細微能量、或有用能量的時候，會特別迴避當時的觀點，也就是中世紀的質地學説，此學説通常將藥材或疾病的屬性，用下列的專有術語表達：溫、冷、溼、乾。但是，聖賀德佳並沒有採用當時千篇一律的分類刻度，相較之下，她對植物的描述更細微與精準，例如關於高良薑的描述：「**高良薑幾乎完全屬於熱性，但是內含一種適度的冷性，具有極大的療效。**」「**每種藥草同時擁有溫性與冷性，因為藥草的溫性代表靈魂，冷性代表身體，因此藥草會根據它內含的溫性與冷性的豐富性生長與發展'。**」

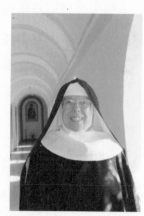

席杜德修女

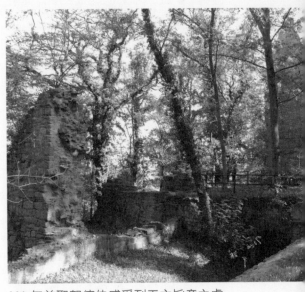

西元 1991 年，瑞士巴賽良（Basel）城市的女醫師波忒曼（Marie-Louse Portmann）首次出版了聖賀德佳的《醫藥書》全集，她將十五世紀的巴黎手抄本全部重新翻譯，並將沃芬布特（Wolfenbüttel）、布魯塞爾（Brüessel）、伯恩（Bern）等斷簡殘篇的手抄本重新加以

900 年前聖賀德佳感受到天主旨意之處

編撰。至於佛羅倫薩手抄本（die Florentiner Handschrift）撰寫的時間大約在西元 1300 年，出土於萊茵河區。《醫藥書》一共有六種手抄本留於後世。

2012 年萊比錫（Leipzig）城的女醫師、日耳曼文學家與醫學歷史專家李賀（Ortrun Riha）、根據佛羅倫薩手抄本重新翻譯了《醫藥書》，並將此書取名為《具療效的生物——受造物的自然療癒力》。

德國聖賀德佳修道院草藥專家 席杜德（Hiltrud Gutjahr）修女
寫於 2013 年 9 月 22 日

---

[1] Das Buch ber die feinstoffliche Natur der verschiedenen Geschőpfe, Portmann, p40.

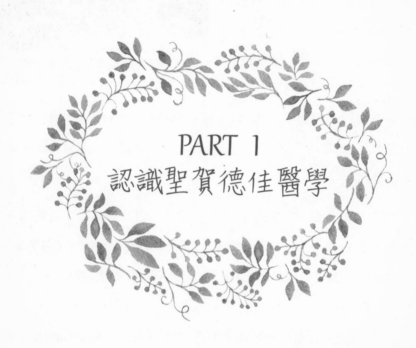

PART 1
認識聖賀德佳醫學

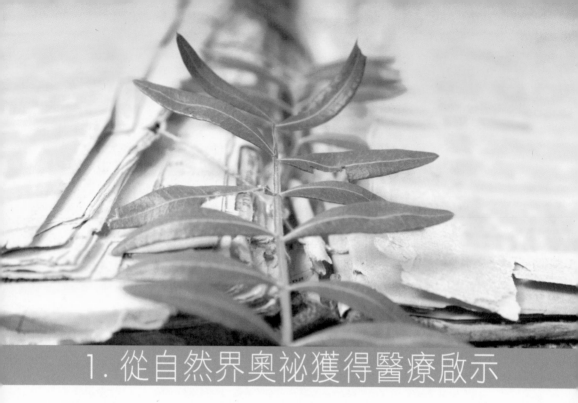

1. 從自然界奧祕獲得醫療啟示

聖賀德佳（Hildegard von Bingen）於西元 1098 年，出生在德國阿爾采（Alzey）的博明罕（Bermersheim）地區。父親名叫希爾伯特（Hildebert），母親是梅荷希德（Mechthild），她是父母親的第十個孩子，也是老么，在她出生之後，父母親便按十一奉獻的原則，將她獻給天主。

聖賀德佳自幼體弱多病，在幼兒時期便看得見自然奧祕，那是我們凡人所難以見到的。無論白晝或夜晚，她都可以在全然清醒的狀況下，經驗到那偉大的神視，而不會在神魂超拔中昏厥。15 歲那一年，她初次意識到，其他的人無法看到這超自然的神視。從此以後，她便三緘其口，絕口不提她所見的神視。43 歲那一年，聖賀德佳修女接受了天主託付給她的使命，按照天主的旨意，將她在神視中的所見所聞，如實記錄下來。狄士博山（Disibodenberg）本篤修道院的神父福爾馬（Fr. Volmar）奉命擔

任她的祕書。耗時十年之久，她的第一部神視作品《當知之道》
（*Scivias*）終於大功告成。

　　西元 1147 年 11 月 30 日至 1148 年 2 月 13 日期間，宗教會
議在德國特里爾（Trier）地區舉行，教宗猶金三世（Eugen III）
命人審核聖賀德佳的神視天賦，最後證實她的神視確實來自天主
所賜。教宗在樞機主教們、主教們與眾多的神學家面前，親自
朗誦了她的神視作品《當知之道》。西元 1147 年，她隨同其他
修女們遷居到她奉天主之命所建立的魯柏山（Rupertsberg）修道
院，在此修道院內，完成了另外兩部神視作品：《畢生成就》
（*Liber vitae meritorum-Das Buch der Lebensverdienste*）　與《世
界 與 人 類 》（*Liber divinorum operum-Das Buch von der Werken
Gottes*）。

　　葛菲德神父（Fr. Gottfried）及迪奧多神父（Fr. Theoderich）
是兩位撰寫聖賀德佳傳記的作者，他們在傳記中提到更多有
關聖賀德佳的神視作品：書信、歌曲、新創的文字、福音的
詮釋、象徵性的說明；一部有關人類本性的作品：《疾病的
起因與治療》（*Causae et Curae—Ursachen und Behandlung von
Krankeheiten*）；另外一部作品《醫藥書》（*Das Buch über die
feinstoffliche Natur der verschiedenen Geschöpfe*），是關於大自然
界受造物的精微本質，以及其他諸多奧祕。

　　由於前來魯柏山修道院修道的修女們絡繹不絕，該修道院
不敷使用，因此，聖賀德佳修女在西元 1165 年，於艾賓根城
（Eibingen）創建第二座修道院。西元 1158 至 1171 年間，聖賀
德佳修女在目前的德國境內，做了四趟大型的傳教之旅。她在市

集廣場上、在修道院內宣道傳教，大聲呼籲被假先知的邪說與教會分裂[2]所迷惑的人們，要及時悔改，皈依天主。

西元 1179 年 9 月 17 日，那是一個從星期天過度到星期一的夜晚，聖賀德佳修女與世長辭。在她辭世時，天空中出現了美麗的符號，天主藉此記號讓所有的人看到，祂已召回祂忠實的婢女，進入永恆的光榮中。

聖賀德佳修女在《疾病的起因與治療》一書當中，描述造成疾病的起源、產生，以及可能的治療方式。她認為，每一種疾病最原始的起因在於有罪的行為，由此導致一連串的病灶與疾病。

如果我們認為所有的疾病、身心不適，靠著藥物就能解除，這是個謬論。固然聖賀德佳醫學成效非凡，人類如果缺少宗教信仰、不作反省、無視於我們是天主的受造物，因而得仰賴祂的恩寵生活，那麼，即使是最好的醫藥也只能頭痛醫頭、腳痛醫腳。如果不把聖賀德佳的宗教神視著作《當知之道》與《畢生成就》納入聖賀德佳醫學當中，就像缺少雨水的仲夏一般，因為，「人不僅靠餅生活，也靠天主口中的話生活。」

沒有雨水的夏天，既乾枯又貧瘠。然而，宗教如雨水，滋潤人心，灌溉人靈，使之長養。醫學如夏天，負責讓人類的靈魂棲身在健康的軀體裡面，兩者彼此相輔相成，一起運作。宗教與醫學，兩者都是天主所賜。

---

[2] 譯註：西元 1054 年，基督的教會分裂為羅馬公教會及希臘正教會，這樣的影響在聖賀德佳當時的德國教會內餘波盪漾。

聖賀德佳修女在《疾病的起因與治療》一書中，描述了疾病的起因與治療的方式；在《醫藥書》當中，介紹了各種受造物的精細質地，在植物、樹木、大自然元素、寶石、魚類、金屬、鳥類、爬蟲類與動物內的精細能量，以及如何加以運用，帶給人類健康。

　　這兩本書和聖賀德佳的神視三部曲：《當知之道》、《畢生成就》以及《世界與人類》是聖賀德佳醫學的基礎。但若不是奧地利的賀茲卡醫師（Dr. med. Gottfried Hertzka）傳承了這個醫學系統，加以研究，這些藥方寶藏大概還沉睡在眾多的檔案中。我們在此要感謝他的先鋒精神，讓我們得以用目前的形式運用聖賀德佳醫學。

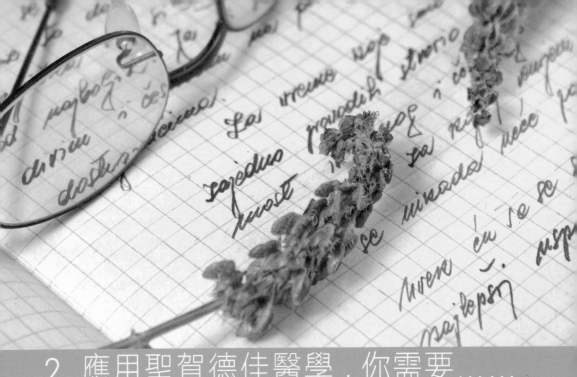

2. 應用聖賀德佳醫學，你需要⋯⋯

在我們開始進入聖賀德佳香草植物應用之前，必須先提出幾點注意事項，好讓聖賀德佳的自然醫學能夠完整而有效地被運用。

如同其他的自然療法，在聖賀德佳醫學當中，很必要的一件事情就是：要淨化身體裡有害的體液、黏液與有礙健康的代謝廢物，以便讓人能夠保持健康或恢復健康。我們所吃的食物在消化的過程當中產生了廢物殘渣，例如：燒烤過的食物在體內會比水煮過的食物產生更多的黏液；此外，黏液也會因強烈的激動情緒（例如：憤怒、暴怒與悲傷，都會在器官內產生聖賀德佳所謂的「黑色膽汁」）、或是違反大自然秩序的生活方式（日、夜；醒、睡；緊張與放鬆⋯⋯）而形成。

排除體內毒素

在《疾病的起因與治療》一書中，聖賀德佳介紹了兩種排毒法：放血與拔罐，這兩種方法可將體內的毒素排出。人到達一定的年歲，若想要穩定健康狀況與保持健康，這種排毒不可或缺，因為體內產生的廢物已非身體可以處理的。這些排毒方法可以淨化器官，並確保體內代謝過程的順暢。下面將會簡短地描述這種排毒的流程。

方法一：放血

放血是從手肘三條靜脈中的一條取出血液。一般的程序是：束緊手臂，並放入套管。套管一放進靜脈，就解除緊束，讓血液自行流出靜脈（不使用真空瓶或其他工具）。這些血液用適當的容器收集起來，留待往後的評估。但是按照聖賀德佳醫學，放血必須先符合以下條件：

一、患者必須保持空腹，依約前來放血。重要的是：在空腹狀況下進行放血。因為，先前進用的飲食會混入血管中的血液，因此排出的不只是含有廢物的血液，也是含有豐富營養的血液。

二、大自然必須出現特定的星宿排列，更清楚地說：只有在滿月後的第一到第六天才可進行放血。在其它任何時間點進行放血，都可能出現問題。聖賀德佳針對此點做了說明：「⋯⋯但應

該在下弦月時進行放血，就是在月亮開始缺損的第一天、第二天、第三天、第四天、第五天或第六天，之後就不可以，因為太早或太晚放血，效果不彰⋯⋯不可在上弦月時放血，因為這時放血，有損健康。」

　　三、患者年紀切不可太小或太老。聖賀德佳確切指示了在不同生命階段的放血量。20 歲以下者，不可放血，即使疾病看似需要放血。如果健康狀況有此需要，20 到 30 歲的人，可以放血，但只能放少量的血（約 15–20 毫升）。30 到 50 歲則是放血的「黃金期」，在這個生命階段，視身體與健康狀況，每年應放血 1–4 次，每次的放血量為 50–150 毫升。這段期間，放血是為使健康的人保持健康，或者使病人恢復健康。50 歲以後每年只該進行一次放血，並且只放以前一半的血量。男人可以放血到 80 歲；而女人則可一直進行放血到 100 歲。放血的主治適應症是：**一般頭痛、偏頭痛、眼壓過高、耳鳴、頭部發炎、心律不整、冠狀動脈硬化、各種肝臟與脾臟的病症、呼吸困難、肺部疾病、以及一般的健康保健**。放血之後，重要的是患者要好好保重自己，並遵行三天的「放血食療」。要注意，在放血之後，眼睛對強光敏感，要避免開放的火光、艷陽照射，或是電腦螢幕前的工作。

　　放血後三天內，應嚴格避免這些干擾因素。除此之外，應該至少三天不吃生的水果蔬菜，禁食燒烤肉類、醃製、燻製過的食品與烈酒，因為這些食物在這段時間會帶給血液過多的黏液。黏

液會附著在血管壁上，剛開始會造成黏液堵塞，最後造成所謂的血管鈣化。放血之後至少兩個星期，禁食牛奶、乳酪、奶酪、優酪乳，因為這些食物特別會製造黏液。

放血後可以不忌口的食物如下：

☆煮熟的水果：蘋果、梨、櫻桃、覆盆子、黑莓、甜板栗、木瓜……

☆煮熟的蔬菜：豆類、小茴香、鷹嘴豆、南瓜、胡蘿蔔、歐洲防風草、甜菜……

☆煮熟的肉類：綿羊、山羊、牛、雞……嚴禁豬肉！

☆平常的食物：丁可小麥麵粉粥或全麥製品、丁可小麥麵包、奶油。

在這三天的放血養生餐中，可飲用的飲料為：小茴香茶、淡葡萄酒、加水的葡萄酒、淡啤酒、加水啤酒。

方法二：拔罐

拔罐是另一種排除身體有害廢物的排毒法。拔罐去除在體內不斷循環、超載毒素的淋巴液。淋巴液因拔罐而減少，是可喜的副作用，它同時刺激了淋巴流動和新淋巴液的形成。聖賀德佳寫道：「拔罐在任何時候都好且有益處，可以減少人體內有害的體液與黏液。黏液大部分附著於皮肉之間，對人尤其有害。」

那麼該如何拔罐？拔罐是在玻璃罐中點火，使形成真空（譯按：因此又稱為「拔火罐」）。此真空會吸出附著在皮膚下的淋巴液（黏液）到玻璃罐下。這黏液從身體組織，透過皮膚上的人造開口，浮出到皮膚表面，而脫離身體。

為了獲得拔罐的最佳效果，要謹守以下幾個條件：

一、只在空腹狀況下拔罐，但有一例外，就是當病人血液循環差時，可在拔罐前先吃一點東西，通常是一塊麵包和幾口加了水稀釋的葡萄酒。

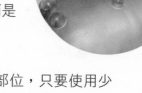

二、拔罐的部位不可劃破血管。拔罐的目的不是要從身體中儘可能排出許多血，而是要排出帶有廢物的淋巴液。

三、拔罐玻璃瓶必須要放在身體適當的部位，只要使用少量的拔罐瓶，就可以達到顯著的效果。

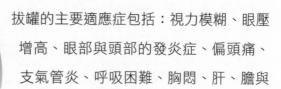

拔罐的主要適應症包括：視力模糊、眼壓增高、眼部與頭部的發炎症、偏頭痛、支氣管炎、呼吸困難、胸悶、肝、膽與

註：以上四張圖片為譯者序提及的 Felizitas Karlinger 醫師進行拔罐情況時，實際拍攝。

脾臟疼痛、腰椎症狀、腿部疼痛、下肢潰瘍、在生殖器部位的發炎症、不孕、腹部囊腫、大腳趾痛風與月經問題等。

拔罐後不需要遵行特別的飲食。然而事實證明，拔罐後，最好儘可能長時間避免進用會造成太多黏液的食物（參考第 27–28頁）。拔罐若能正確地進行，也不會出現開放性傷口，因此拔火罐後，可以馬上完全投入工作。

避開不利人體健康的食物

稍微認真鑽研聖賀德佳療法的人，遲早要面對健康飲食的主題。針對這個主題，她在著作中也有各種指示。聖賀德佳描述了哪些食物對人不是很有益處，因為它們干擾了體內不同體液的交互作用，而使人生病。在這裡，我們簡短地描述那些會影響人類健康並造成干擾的食物。這些食物刺激體內的黏液與壞的體液，使舊疾復發。無論這些食物以任何形式、任何調理法或任何混合方式呈現，都該避免，除非它們添加在不同的藥物中使用。以下摘錄聖賀德佳針對有毒食物所寫的片段。

鰻魚：「鰻魚來自溫暖的天氣，其肉質不太純淨，食用則對人不健康，如豬一般。對健康的人危害不大，但對生病的人會動搖體內的壞體液與病況，吃它的人，精神會痛苦、狡猾並且充滿猜忌……」

鮭魚：「鮭魚性冷，多出自冷空氣而少出自溫空氣，它們在夜間比在白天活躍……其肉質既軟又弱，食之對人無益，因為它會刺激體內所有壞的體液。」

鰈魚：「無論對健康的人或是病人，皆多食無益，因為它們的體液是無力的。」

草莓：「生出草莓的草，性多溫少冷……就連果實，草莓，食之，也會引發體內的黏液；既無益於健康的人，也不利於病人。」

藍莓：「森林漿果（又稱為藍莓）生長處的葉子泛黑，內有大寒，也就是當寒氣稍微屈服於暖意，從大地與石頭滲出的寒冷水氣，對人弊多於利，因此無法用來入藥，對食其果實的人有害，因為它會在體內造成痛風。」

韭菜：「韭菜，或青蒜，具有快速且無用的熱能，如無用的木材一般，也就是木屑，燃燒速度很快，也很快化為灰燼。在人體內會引發性欲躁動。生食，對人無益且有害，如有毒的雜草，因為韭菜使人體內的血液、腐敗產物與體液，燃燒及沸騰，使得人體內的血液無法增生，體內的腐敗無法減少，而壞體液無法潔淨……」

扁豆：「扁豆性寒，食之，既不能夠增加人類的骨髓，也不增加血液，同時也不會長肉。扁豆不會給人力氣，只能滿足肚腹，猶如填入一些無用之物。它會刺激人體內致病的體液形成風暴。」

豬肉：「豬是溫暖的，天生火熱，牠也是黏糊糊的，因為沒有寒氣潔淨牠。牠有些化膿，總是貪吃，並不關心吃什麼，有時也吃不潔淨的東西……；牠是一種不潔淨的動物，因此牠的肉不是健康而是扭曲的，吃了無益健康的人，對病人也不好，因為既不會減少人體內的黏液或減輕其他的虛弱，反而是增加黏液或更使衰弱，因為其熱性增加人類的熱性，使人在舉止與言行上激起不良的風暴。」

避免人工添加物

除了這些特定的食物，我們應該從日常飲食中剔除以下的食品添加劑，以及由廠商放了這些添加劑的食物，因為它們會干擾體液的平衡，擾亂了人體內對健康很重要的體液，以及彼此間的和諧互動：

① 人工甜味劑（阿斯巴甜）

② 食用色素

③ 人工香料和調味料

④ 防腐劑

⑤ 添加了磷酸鹽所生產的食品

⑥ 經過燻蒸和放射性輻照的食品和飲料

⑦ 基因改造食品

⑧ 餵食基因改造食品動物的肉

⑨ 基因改造動物的肉

原則上應該要避免含有這些添加劑的食品，以及基因改造的食品，因為這些食物對人體的影響尚未被充分知道與研究過，通常在使用多年後才會看出它的有害影響（今日所謂的知識，是明日確定的錯誤），因此，我們原則上先避開這些物質。

我們只要張大眼睛，逛逛大大小小購物中心的食品鋪和食品部門，就會驚訝地發現，在這麼多的商品中，不含這些添加劑的貨品多麼稀少。這同時意味著，我們必須重新學習自行製造，或在花園裡自行栽種大部分所需的食物，也應該放棄用微波爐烹煮食物。

以「通用藥方」治病和保健

聖賀德佳的草藥通常是用來使體內混亂的體液狀況恢復平衡。但是，聖賀德佳認識很多不同的配方，病患與健康的人皆可食用。在病患的身上，可使體液恢復平衡，在健康的人身上，可以穩定體液的平衡狀態。

這些通用藥方有：

早春艾草療法（配方可參考 No.7「北艾」），小茴香粉（配方可參考 No.20「小茴香」），丁可小麥麥粒（配方可參考 No.15

「丁可小麥」）與黃金療法。黃金療法是唯一沒有寫在配方中的通用藥方，但我們為了完整起見，仍引用聖賀德佳的原文：

「黃金是溫暖的，質地有如太陽，它來自於風。若有人患痛風，可取黃金，將黃金煮至雜質盡除，純淨無缺，再將黃金磨成金粉。然後取一些上好的小麥麵粉，約半隻手掌的量，加水揉成麵團，將與最小硬幣等重的黃金粉末加到麵糰裡，在清晨空腹吃下。第二天，再用麵粉與黃金粉末作一個餅，當天空腹吃它。吃了用這種方法做的餅後，痛風會遠離一年之久。這黃金會在胃裡面停留兩個月，不會刺激胃部、不會使它潰瘍而會溫暖、淨化胃部，但是不會危及這個人，當他是寒性又有黏液在身時。健康的人食之會保持健康，如果有病會恢復健康。」

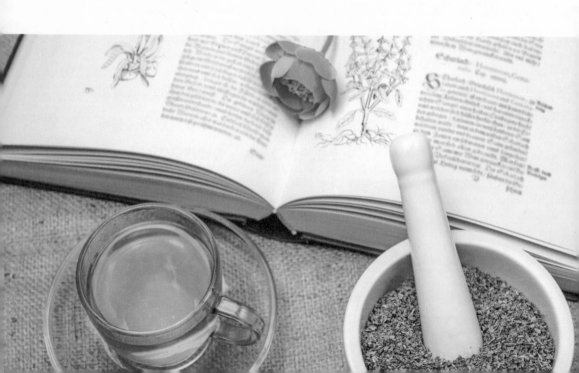

黃金療法：保持健康的靈丹妙藥

適應症	有助緩解痛風、風溼、關節炎、骨關節炎、淨化胃部、緩解飢餓感、調節自主神經系統、使體內熱平衡最佳化、調控和激活賀爾蒙系統。

食譜：

☆ 0.6 公克的黃金粉末 X 2

☆半手掌多的上好小麥麵粉 X 2

☆水

作法：

第一天：

將半手掌分量的麵粉與水攪拌均勻，揉成麵團，然後將這一小包 0.6 公克重的黃金粉末加入麵糰當中繼續揉。在第一天清晨，約早餐前半小時，吃下完成的黃金麵團[3]。

第二天：

我們以前一天相同的方式準備麵糰，然後用黃金麵團做成餅乾或小煎餅[4]。將此黃金麵糰用 180℃ 的溫度，烤 5-10 分鐘。可以空腹（約早餐前半小時）食用做好的黃金粉末餅乾。
黃金食療配方就此完成了。

---

[3] 麵團為生食。
[4] 烤黃金麵團為熟食。

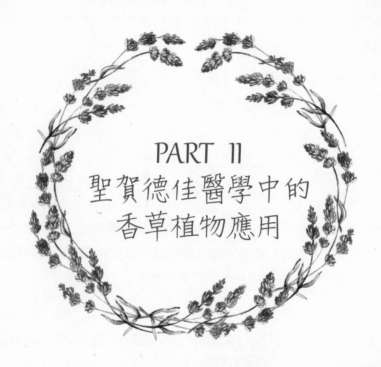

PART II
聖賀德佳醫學中的
香草植物應用

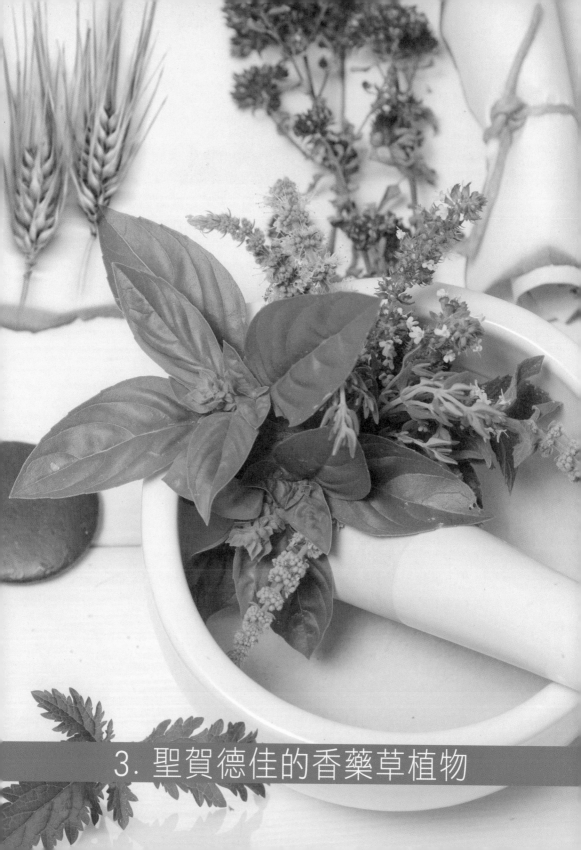

3. 聖賀德佳的香藥草植物

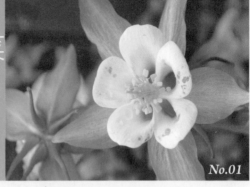

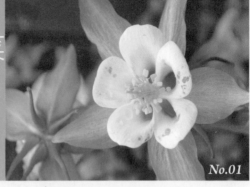

西洋耬ㄌㄡˊ斗菜

- 德文：Akeiei
- 學名：*Aquilegia vulgaris*
- 使用部位：耬斗菜藥草
- 採收期：開花前或開花時
  取葉、花與帶花的嫩枝

No.01

多年生植物，高約 40–80 公分。喜愛日照，偏好適當潮溼處。五月
至七月之間開花，花色從藍、深紫，到偏紅。西洋耬斗菜可以在任
何苗圃買到，也可以自己從種子開始培育。

適應症 1　扁桃腺炎、支氣管炎、肺部充血、上呼吸道黏膜炎、
感冒

配方：

☆西洋耬斗菜葉片（與花）約 50 枚（約 15 公克）

☆蜂蜜 500 公克

作法：

將西洋耬斗菜用半月刀切細，拌入蜂蜜當中，一日服用數次，
每次 1/2 至 1 茶匙，放在舌上，讓它慢慢溶化。

聖賀德佳《醫藥書》

「西洋耬斗菜性冷。……如果痰多，將耬斗菜浸在蜂蜜內，常吃，
痰會減少，有清痰作用。」

適應症 2　發燒、當成感冒發燒的輔助性草藥方

配方：

☆西洋耬斗菜汁 1/2 茶匙

☆葡萄酒 1/8 公升

作法：

1. 將 1//2 茶匙西洋耬斗菜汁倒入玻璃杯，以葡萄酒稀釋。每天喝 3-5 次，每次喝滿滿一烈酒杯的量。壓榨耬斗菜取汁很麻煩。

2. 另一種選擇是做成西洋耬斗菜濃縮液。將 50 片耬斗菜葉（約 15 公克）細切，加入酒精成分 30%-40% 的高粱酒、威士忌，約 100 毫升，在室溫浸泡 14 天。

3. 每天多次搖晃瓶子。兩週後將菜葉過濾，擠乾。就成了。

🌿 聖賀德佳《醫藥書》

「如果發燒，可將西洋耬斗菜搗碎，用布過濾菜汁，並加入葡萄酒，經常喝，情況就會好轉。」

※ 酒精有利於西洋耬斗菜汁的保存，方便隨時取用。這種耬斗菜濃縮液，可以在德國藥房購得。

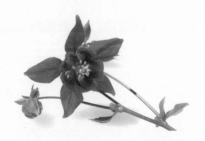

土木香

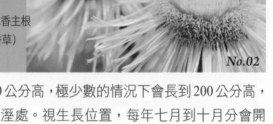

- 德文：Alant
- 學名：*Inula helenium*
- 使用部位：土木香香草、土木香主根
- 採收期：開花前或開花時（香草）
  秋季或春季（根）

No.02

多年生植物，可長至120公分高，極少數的情況下會長到200公分高，喜日照，並需要適當潮溼處。視生長位置，每年七月到十月分會開出黃色的花朵。

適應症　化膿性肺炎、肺結核、偏頭痛，或當眼科藥方

配方：

☆土木香根，和／或土木香香草 1 湯匙

☆葡萄酒 1/4 公升

作法：

將新鮮或乾燥的土木香放入葡萄酒內，浸泡約一天。不要過濾！視病情於每餐前後喝 1-2 湯匙的土木香酒。

※ 土木香酒僅用於絕對必要時，即已經化膿的肺部疾病、結核病和偏頭痛。一旦痊癒，立即停用，因為這種藥酒可以治病，但如果使用不當，或持續服用，也可能有害（正如聖賀德佳修女於右頁文章中所説）。

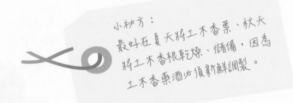

小祕方：
最好在夏天將土木香葉、秋天將土木香根乾燥、儲備，因為土木香葉酒必須新鮮調製。

🌿 聖賀德佳《醫藥書》

「土木香性溫暖、乾燥，含有利人的療效。終年皆可將乾燥或新鮮的土木香，放入純葡萄酒中浸泡。土木香若在酒中縮水，療效也消失，就必須取出，放入新的。若肺部疼痛，每天可在飯前、飯後適量喝，可清除肺部的毒物，即化膿；它也能壓制偏頭痛，並且明目。

但是，如果常常這樣喝，將會因為它的強度而造成傷害。如果沒有葡萄酒能浸泡土木香，可以用蜂蜜與水做成的蜂蜜汁，放入土木香，依上述方法服用。」

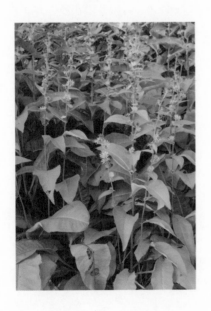
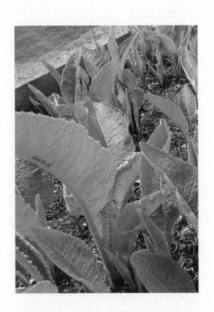

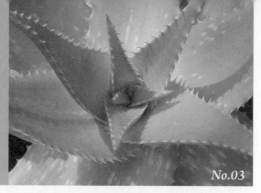

蘆薈

- 德文：Aloe
- 學名：*Aloe vera*（*Haw.*）*Berg*
- 使用部位：蘆薈葉
- 採收期：一年四季

No.03

多年生半灌木，高約 60 公分，喜日照充足且乾燥處。對霜凍敏感，冬季需要特別的保護，通常當作盆栽，放在室內或溫室處過冬。

蘆薈有許多觀賞用品種！不可食用！本文採用的是學名 *Aloe vera* 的品種。

適應症 1 　黃疸

配方：

☆蘆薈粗粉末 2 公克（分成 4 小包，每包 0.5 公克）

☆水約 150 毫升

作法：

1. 取 0.5 公克蘆薈粉末放到玻璃杯裡，小心倒入 150 毫升的水，靜置一夜。

2. 第二天早上，輕輕倒出蘆薈水，不驚動下面的沉澱物。早晨喝 1/2（早餐前或後），睡前喝 1/2。

3. 服用 3-4 天，黃疸會迅速退去，通常 2-3 天後，就已經看不出有黃疸了。

🌱 聖賀德佳《醫藥書》

「蘆薈汁液性溫和，含極大療效。若患黃疸，可將蘆薈放入冷水中，早上和睡前服用，一天三到四次，即可痊癒。」

※ 若黃疸出於膽管閉鎖（結石或腫脹，或腫瘤），則必須治療這些疾病，因為此時蘆薈水無效。懷孕、哺乳期或月經期間、患有痔瘡或腎臟受損都不應該使用蘆薈。

德國醫生愛用的
聖賀德佳香草植物養生寶典

適應症 2　　胃發燒、過敏體質、胃灼熱、頭腦疲勞、阿茲海默症、學習疲勞、精力耗竭。

配方：

☆麻紗貼布

☆新鮮蘆薈葉

作法：

將蘆薈葉片（蘆薈）縱向切開，用小湯匙刮出裡面的黏液，塗滿兩塊麻紗貼布，一塊敷貼在胃部，另一塊敷貼在肚臍上，以繃帶固定，每天更換一次新貼布。

※ 聖賀德佳所描述的頭腦疲勞，可能是指大腦的疲倦。在這種情況下，必須在午夜前額外補充充分的睡眠。此外，任何一種疲憊都要避免過度的刺激（電視、嘈雜的音樂、電玩遊戲等等）。

🌿 聖賀德佳《醫藥書》

「若胃部每日有強烈的灼熱感，可用蘆薈黏液塗滿麻紗敷料布，敷貼在胃部與肚臍上面，灼熱就會退去。因為蘆薈所散發出的氣，是強化人的身體內部，而不是頭部。但因它可淨化腦部，去除頭部的疲勞。」

配方：

　☆麻紗貼布

　☆新鮮蘆薈葉

作法：

將一塊大小適中的麻紗貼敷布，塗滿蘆薈葉片內的黏液，然後將塗滿蘆薈的貼布放在胸口。用繃帶固定，讓貼布的水氣能夠透過鼻子被吸收。

🌿 聖賀德佳《醫藥書》

「若咳嗽，可將蘆薈敷布放在胸口，讓患者用鼻子吸入蘆薈的香氣，咳嗽就會退去。」

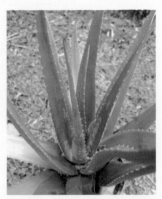

此圖於聖賀德佳學院實景拍攝

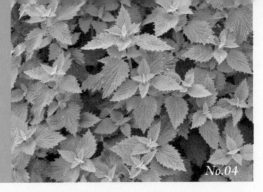

歐夏至草

- 德文：Andorn
- 學名：*Marrubium vulgare*
- 使用部位：歐夏至草葉片
- 採收期：開花前或開花時

No.04

多年生植物，可長至 30–60 公分，喜生長在陽光充足、適度潮溼處，六月至八月會開白色花朵，提供花蜜和花粉給蜜蜂與其他昆蟲。

適應症 1　咽喉發炎和喉嚨發炎（猩紅熱？喉頭發炎？）[6]、扁桃腺發炎

配方：

☆歐夏至草葉片 1 湯匙

☆水 1/8 公升

☆葡萄酒約 1/4 公升

☆豬油、奶油或鮮奶油 1-2 湯匙

作法：

將歐夏至草在水中熬煮[7]約 5 分鐘，用布過濾，加入雙倍於水的葡萄酒及 1 至 2 湯匙豬油，再煮沸。

※ 每天兩次現調湯汁，趁熱服用。此湯藥非常苦，但是對於喉嚨發炎，極有療效。

🌿 聖賀德佳《醫藥書》

「歐夏至草性溫和、多汁，可治多種疾病……若是喉嚨生病，可以把夏至草放入水中熬煮，用布過濾，加入雙份的葡萄酒，放入大碗，加上足量豬／牛油再煮沸。常服此方，喉嚨便會痊癒。」

---

6 譯註：本書中有多處適應症之後標有問號，這些在聖賀德佳的《醫學書》中並沒有出現，是作者根據多年醫療經驗推測，這些處方可能也可以應用在因某些因素引起的適應症，比如此處指的是，因猩紅熱及喉頭發炎造成的喉嚨發炎也可以適用此處方。

當喉嚨發炎又有咳嗽時，我們可將上述湯藥與以下的歐夏至草處方結合。

配方：

☆小茴香葉 30 公克

☆蒔蘿（Dill）香草 30 公克

☆歐夏至草葉片 20 公克

☆葡萄酒 1 公升

作法：

取 5 湯匙綜合藥草加入 1 公升葡萄酒煮沸、過濾成為咳嗽藥酒，趁熱裝瓶保存。

※ 咳嗽藥酒服用方法：

成人（12 歲以上）：一天 3 次，每次約 1/16 公升

兒童（未滿 12 歲）：一天 3 次，每次 1 茶匙至 1 湯匙，因年齡而異

🌿**聖賀德佳《醫藥書》**

「若咳嗽，可取等量小茴香與蒔蘿，加入 1/3 份的歐夏至草，以葡萄酒煮沸，用布過濾，喝下，咳嗽就會停止。」

適應症 3 肝臟衰弱、脾臟衰弱、腎臟衰弱、橫膈膜疝氣

配方：

☆切碎的普通夏至草 1 湯匙

☆葡萄酒 1 公升

☆蜂蜜 2-3 湯匙

7 本書中提及敖煮藥草時，均須先經大火煮沸後再以小火熬煮。

作法：

所有配料一起放在鍋裡，用小火煮五分鐘，將此煎劑倒入另一鍋中，每日數次，每次服用一滿杯的烈酒杯量（一天約喝 0.1-0.2 公升）。

🌿 聖賀德佳《醫藥書》

「若五臟六腑衰敗，可將歐夏至草與葡萄酒加入足夠的蜂蜜，一起熱煮。將此煎劑倒入鍋裡，涼後，常喝，五臟六腑皆會痊癒。」

※服用前，應將藥酒略加溫熱。嚴禁冷飲(取自冰箱的)咳嗽藥酒。

適應症 4　聽力下降、因病聽力受損、重聽、耳鳴

配方：

☆新鮮歐夏至草約 5-7 枝或乾燥歐夏至草 4-5 湯匙
☆水約 1 公升

作法：

將歐夏至草用水煮約五分鐘，過濾後，將此溫熱、冒著蒸氣的草藥放在耳朵邊 2-3 分鐘，讓草藥的蒸氣上升到耳朵。然後將溫熱的藥草舖在耳朵四周，以及整個頭部，用繃帶或軟帽固定。草藥至少約放一個小時，最好能過夜，以便生效。

🌿 聖賀德佳《醫藥書》

「若耳聾，可將歐夏至草放入水中熬煮，取出，讓其熱氣鑽進耳朵。並趁溫將草藥舖放耳朵四周與整個頭部，聽力就會獲得改善……」

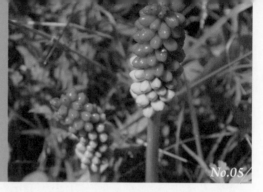

斑葉疆南星
（紫斑芋）

- 德文：Aronstab
- 學名：*Arum maculatum L.*
- 使用部位：斑葉疆南星根部
- 採收期：八月至十月

No.05

◎ 斑葉疆南星的根部可以在採收後直接使用，剩餘的部分則須加以乾燥處理。

◎ 斑葉疆南星數量銳減，因此應該只為製作藥材，在花園中種植。屬多年生草本植物，高15–40公分，偏好陰暗至半陰暗與適度潮溼的環境。每年四月至六月開花。花的下部是球桿狀的肉穗花序，被包圍在綠白果殼裡。成熟果實呈鮮亮的猩紅色。可以栽種在房屋的北邊，作為地被。

小心注意！
斑葉疆南星屬有毒植物，因此要小心地使用它。絕對要避免栽種在兒童遊樂場附近，因為其紅色漿果會誤導小孩子們採食。

適應症 1	胃粘液、胃炎、消化不良、憂鬱、悶悶不樂、悲傷、天候引發的煩亂、易怒

配方：

☆斑葉疆南星根部約 10 公克

☆葡萄酒 1 公升

> 小技巧：
> 如果使用不鏽鋼鍋製作該草藥酒，就不需要再將加熱的鋼條放進草藥酒中。為防萬一，我們可以將加熱的鋼輪放進酒中。

作法：

1. 將斑葉疆南星的根部放入葡萄酒中煮 10 分鐘，冷卻後，用加熱的鋼條浸入藥酒中加溫。

2. 視病情嚴重度，一天服用斑葉疆南星藥酒 2-3 次，每次 1-2 個烈酒杯。

🌿 **聖賀德佳《醫藥書》**

「但是，若胃黏糊糊地發燒，因不同類型的畏寒而凍醒，可將斑葉疆南星的根放進純葡萄酒內熬煮，待藥酒冷卻後，將加熱的鋼條放進酒內，溫熱藥酒。趁溫喝可去除胃中黏液，也會退燒，就像火將積雪融化一般。人若變得憂鬱，心情就鬱悶、憂愁。他可喝添加斑葉疆南星的根煮出來的葡萄酒，它可減少憂鬱，也就是說，憂鬱會消失，如同燒退一般。」

適應症 2 ｜ 中風

用法：

如果有人已經罹患痛風，四肢無法活動，甚至舌頭無法動彈，以致無法說話，要馬上服用斑葉疆南星，加入少許鹽巴，痛風就會退去。

※ 聖賀德佳在文本中，針對此點使用了明確的語言。中風對聖賀德佳而言，是一種急性的痛風，按照字義，這是一種腦部痛風發作，而暴怒其實是痛風的情緒好伴侶。對聖賀德佳來說，痛風和憤怒（不耐煩、生氣，盛怒與怒火）是一對連體雙胞胎，在賀氏的文本《畢生成就》一書中，憤怒出現在第六種德行與偏情，也就是痛風夾帶著疼痛，出現在生理與身體的層面，而情緒上出現了憤怒。預防中風的最佳方式是注意飲食方式，避免所有可能引發痛風的食物（參閱第 30 頁），以及培養耐心、內心平靜與冷靜。如果能夠再多添加一份對天主的信賴，也絕對不會增加導致上述急性現象的可能。

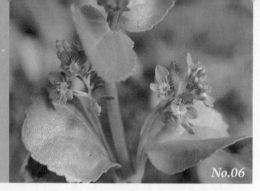

有柄水苦蕒 ㄇㄞˇ

- 德文：Bachbunge
- 學名：*Veronica beccabunga*
- 使用部位：有柄水苦蕒
- 採收期：植物生長季節

No.06

為多年生植物，高度可達20–60公分，喜陽光充足、溪水流動的岸邊。它在泥濘地成得最茂密。花朵藍色，從五月開到八月。在崎嶇不平、營養豐富的水域岸邊，經常可以看到有柄水苦蕒。

| 適應症 | 便祕、消化不良、痔瘡、風溼、痛風 |

配方：

☆新鮮的有柄水苦蕒香草

作法：

添加奶油或油（如：向日葵油）燉煮成泥。

🌿 聖賀德佳《醫藥書》

「有柄水苦蕒性溫。若煮成粥，加入動物油或油，吃了會像瀉藥般幫肚子減輕負擔，也會抑制痛風。

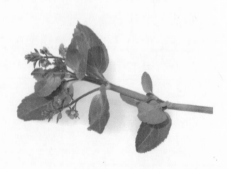

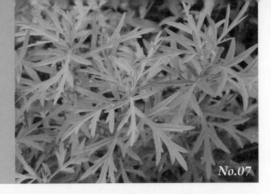

北艾

- 德文：Beifuss
- 學名：*Artemisia vulgaris*
- 使用部位：北艾花與葉
- 採收期：植物生長季節

No.07

多年生半灌木，高約 60 公分，喜日照充足且乾燥處。對霜凍敏感，冬季需要特別的保護，通常當作盆栽，放在室內或溫室處過冬。

適應症 1　消化不良、胃痛、吸收障礙

配方：

　☆新鮮北艾草葉及北艾草花圓錐花序

作法：

　將葉片與花序燉煮成菜泥上桌，也可以當配菜吃。

聖賀德佳《醫藥書》

「北艾草性溫，汁液十分有用，熬煮成泥，吃了可使有病的五臟六腑痊癒，也可以暖胃。」

適應症 2　胃痛，胃黏膜發炎

配方：

　☆新鮮或乾燥的的北艾草葉

作法：

　當作調味料放進肉或蔬菜烹煮，或加入動物油燉煮成泥。若燉煮成菜泥，只能用新鮮北艾草。

聖賀德佳《醫藥書》

「但是，若有人飲食後腸胃不適，可將北艾草與肉或油同煮，或放入粥裡或與其他香草，混合著一起吃，先前飲食引起的不適就會被排除驅離。」

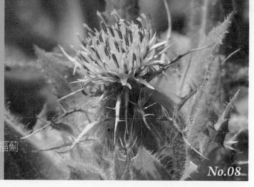

聖本篤福薊
（聖薊）

- 德文：Benediktenkraut
- 學名：*Centaurea benedicta*
- 使用部位：新鮮或乾燥的聖本篤福薊
- 採收期：五月至八月

No.08

多年生植物，可長至 30–60 公分，喜生長在陽光充足、適度潮溼處，六月至八月會開白色花朵，提供蜜蜂與其他昆蟲花蜜和花粉。

適應症	全身無力、身體虛弱、免疫力弱

配方：

☆聖本篤福薊 1 湯匙

☆水 1 公升

作法：

把聖本篤福薊放入水中煨煮約 5 分鐘。每日數次，每次喝滿滿一個烈酒杯。

※ 聖賀德佳《醫藥書》上沒寫需要過濾掉聖本篤福薊，所以我們把它留在鍋裡。福薊茶應該保溫，好能時時再喝這個熱茶。當鍋子空了，就再煮新的聖薊草藥茶。體力一旦恢復，必須立即停止服用。

🌿 聖賀德佳《醫藥書》

「聖本篤福薊性溫，若放在飲料內服用，會引燃肉欲之愛。但若全身無力，可以將聖薊放入水中熱煮，經常趁溫喝，就會恢復體力。身體好轉時，即忌食。」

西班牙甘菊
（南歐派利呑）

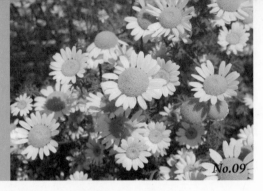

- 德文：Bertram
- 學名：*Anthensis pyrethrum*，
  Anacyclus pyrethrum

No.09

- 使用部位：西班牙甘菊根部[8]　　• 採收期：秋天
- 使用部位：西班牙甘菊香草　　• 採收期：開花前或花期中

適應症	清血、強化理解力、增強體力、增進消化、頭部黏液（傷風感冒，黏膜炎），胸膜炎、眼藥、預防疾病、吸收不良。

配方：

☆南歐派利呑香草

☆西班牙甘菊根

☆西班牙甘菊粉末

作法：

可用作調味料（如：湯，醬料，放在沙拉裡）。任何類型的疾病，都可以用它當作輔助劑一起服用，如感冒、黏膜炎、消化障礙等等。每日 2-3 回服用一茶匙純西班牙甘菊粉末，或是灑在麵包上食用。

🌿 聖賀德佳《醫藥書》

「南歐派利呑性屬中庸、稍乾溫热，這樣好的組合純淨且清新。食用南歐派利呑有益於健康者，因為會減少體內的腐敗，補血、清腦。也可以讓身體耗弱將亡的病人恢復體力；並有助於消化，不會任由食物不經消化即排出體外。服之可減少頭部黏液；經常服之，可治胸膜炎，並有清血、明目之功效。無論乾食或是添加到食物裡，都有益於健康者與病人。經常食用可以有病治病，無病預防生病。在口中嚼食時，口腔會產生唾液與水分，那是因為它把汙濁汁液從體內吸出。」

8 本書提及香草或藥草的根部時，要特別注意其採收的季節，因為根部必須先經過乾燥處理。

藥水蘇

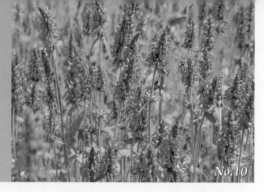

- 德文：Betonie
- 學名：*Betonica officinalis*
  Stachys officinalis
- 使用部位：藥水蘇香草
- 採收期：秋天秋季或春季 (根)

No.10

多年生草本植物，高 30–80 公分。在半日照下，比全日照能長得更茂盛。需要溼潤的地方，在夏天又有些乾燥。藥水蘇的花期從六月至八月，蜜蜂與昆蟲喜歡飛到它細緻的紅色花朵上採花蜜。

適應症 1　月經不順，經常有過量、不規則的出血現象

配方：

☆藥水蘇香草 20 公克

☆葡萄酒 1 公升

作法：

將藥水蘇放入葡萄酒內，在葡萄酒吸收了藥水蘇的味道後（約需要兩天）過濾。每天 2-3 次，每次喝滿滿一烈酒杯的量。

此藥酒一直喝到經期恢復正常。

🌿 聖賀德佳《醫藥書》

「……若婦女在不正確的時間，經血流量過大，經期不規則，可將藥水蘇放入葡萄酒內，讓葡萄酒吸收藥水蘇的味道，經常服食，便會痊癒……」

適應症 2　　噩夢、睡不好、睡眠障礙

配方：

☆新鮮或乾燥的藥水蘇

作法：

貼身攜帶

🌿 **聖賀德佳《醫藥書》**

「藥水蘇性溫，比其他任何藥草都更能夠代表人類科學的象徵，如同溫馴、純種的動物比野生動物容易與人類交通……若常作噩夢，上床前把藥水蘇帶在身上，噩夢就會減少出現。」

※乾燥的藥水蘇可以當做草藥枕頭的填充物。可取網眼較寬的枕頭套，填滿藥水蘇；用已經不穿的女用絲襪，填滿藥水蘇，也會發生作用。乾燥的藥水蘇粉塵也應該會穿透枕頭套，直接接觸到睡覺的人的皮膚上。

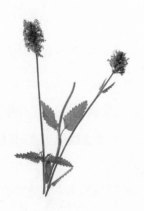

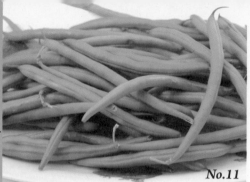

豆類

- 德文：Bohne
- 學名：蠶豆 *Vicia faba*
  菜豆 *Phaseolus vulgaris L.*
- 使用部位：豆仁
- 採收期：八月

No.11

一年生植物，被當作矮菜豆或蔓菜豆來栽種，可長到 40 至 300 公分高。若陽光充足，在品質好的園藝土壤，可以長得相當不錯，結出許多內含果實（豆仁）的豆莢。豆子有很多不同的培植法，花色有白有紅，花期六月至九月。此處說明僅限菜豆。

適應症 1　腹痛、內臟痛

配方：

☆豆仁 100 公克

☆水 1 公升

☆奶油 2 湯匙

作法：

將乾燥的豆仁在水中浸泡過夜，煮約 30 分鐘，時間到，加上奶油。以鹽、肉荳蔻粉或西班牙甘菊調味。濾出豆子，每日 1-2 次喝湯，不吃豆子。

※ 這是生長在每個花園的藥草，只需耐心等待豆子成熟。

🌱 聖賀德佳《醫藥書》

「豆子性溫，為健康、強壯的人來說，是很好的食物……，但若內臟疼痛，則水煮豆子，加入一些脂肪或油，之後撈出豆子，趁溫喝湯，常喝能治癒內臟。」

| 適應症 2 | 皮膚潰瘍（下肢潰瘍）、皮疹、腫脹或消腫了的緊張性肌肉疼痛，或韌帶疼痛。 |

配方：

☆豆粉 100 公克

☆小麥麵粉 100 公克

☆小茴香粉 20 公克

☆水的分量視需要而定

作法：

將配料混合，加入所需的水，揉出一個可以成形的麵糰（按貼布所需的大小）。將擀成的薄片放在太陽下（夏天）晒乾或放入烤箱略為烘烤，放在患處時，仍保持柔軟與彈性。然後用大麻布或紗布蓋上，以彈性繃帶固定。視需要每日換藥 3-5 次。

🌿 聖賀德佳《醫藥書》

「若肌肉感到一種沸騰的強烈疼痛，或長任何性質的疥瘡和潰瘍，取豆仁製成的麵粉，加入些小茴香種子的粉末，與精緻小麥麵粉，和水攪和，讓其能夠黏在一起。在火上或太陽下做成小餅，敷在痛處，可將疼痛拔除，得痊癒。」

刺蕁麻

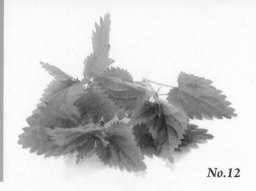

- 德文：Brennnessel
- 學名：異株蕁麻 *Urica dioica*；
  歐蕁麻 *Urtica urens*
- 使用部位：新鮮的蕁麻葉
- 採收期：四月到五月

No.12

大株異株蕁麻長年生，可長到 120 公分高；小株異株蕁麻一年生，只能長到 40–50 公分高。兩種蕁麻都幾乎可以在任何土壤生長，對光線也沒有特定要求，是許多昆蟲的食物。花期從七月到九月。

適應症 1　胃部不適、胃部黏液分泌增多、春季調理

配方：

☆新鮮蕁麻葉

☆奶油

☆食鹽，大蒜，可加鮮奶油

作法：

將新鮮蕁麻葉（按人數所需）用沸水川燙，搗成泥，加入奶油略燜，再以鹽、大蒜或是鮮奶油調味。

作為初春調理物：一週約三次，當成小菜吃一小份。

🌿 聖賀德佳《醫藥書》

「蕁麻性屬溫，因其粗糙，生食無益。但是摘取嫩芽加以煮過，即可食，對人有益，因其清胃、去除胃酸。任何種類的蕁麻都有此功效。」

適應症 2　健忘、注意力無法集中

配方：

☆新鮮的嫩蕁麻葉 30 公克

☆橄欖油 20 公克

作法：

1. 將嫩蕁麻葉放在碗內搗碎或用電動攪碎棒攪碎成泥狀，加入橄欖油攪拌，裝入玻璃瓶中保存。

2. 每晚睡前將此數滴「記憶油」用力塗抹於胸骨及兩側太陽穴。

🌿 聖賀德佳《疾病的起因與治療》

「若有人違反自己的意志，變得健忘，可將蕁麻搗碎成汁，加入一點橄欖油。睡前，將此油膏塗抹在胸部與太陽穴，若經常做，健忘就會減緩。」

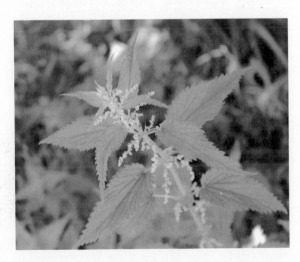

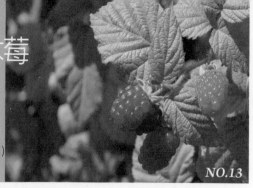

黑莓；歐洲木莓

- 德文：Brombeere
- 學名：*Rubus fruticosus L.; Rubus caesius*
- 使用部位：歐洲木莓葉片
- 採收期：開花前與花期（五月至七月） 秋季或春季（根）

NO.13

茂密、纏繞生長的多年生植物，可高達 10 公尺。根部會長出側枝，並以此方式繁殖。在野生環境中，常見於森林邊緣和灌木叢，花期從五月到八月，盛開白色到粉紅色的花朵。在花園裡也可栽種果實較大的品種。

適應症 1 人或畜開放性化膿的皮膚潰瘍

配方：

☆歐洲木莓香草粉

作法：

將乾燥的歐洲木莓葉片磨成粉末，薄薄灑一層在患處。

🌿 **聖賀德佳《醫藥書》**

「長莓果的歐洲木莓樹叢，性溫勝於冷……若被蟲咬傷，可將歐洲木莓磨成粉，撒在人或畜被咬的傷口上，則蟲會死亡，人會痊癒。」

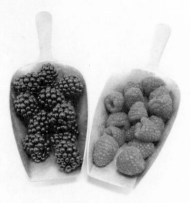

適應症 2　咳嗽、痰多、囊腫性纖維化、支氣管炎、胸膜炎、黏膜炎

配方：

☆西班牙甘菊 30 公克

☆歐洲木莓 25 公克

☆神香草 20 公克

☆牛至（Origanum）15 公克

☆蜂蜜 500 公克

☆酒 4 公升

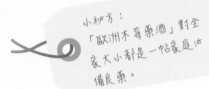

小祕方：

「歐洲木莓栗酒」對全家大小都是一帖家庭必備良栗。

作法：

混合這些藥草與蜂蜜，放入葡萄酒中，煮約 5 分鐘後過濾成為歐洲木莓藥酒，趁熱倒入水瓶中。

歐洲木莓藥酒：

☆簡餐後，喝滿滿 1-2 湯匙。

☆大餐後，喝滿滿 2 個烈酒杯的量。

孩童依年齡與用餐分量的多寡，在餐後服用 1/2-2 茶匙。

🌿 聖賀德佳《醫藥書》

「長出莓果的歐洲木莓灌木，性溫多於冷……但若有人患肺疾，胸痛而咳嗽，可以取西班牙甘菊、比西班牙甘菊少的歐洲木莓、比歐洲木莓少的神香草、比神香草少的牛至，加上蜂蜜，放入優質葡萄酒內熱煮，再用布過濾。病人在適度用餐後，可喝此藥酒，在吃過正餐後也可以儘量喝。如果經常如此作，肺部就會再次恢復健康，胸部的痰也化掉……」

豆瓣菜

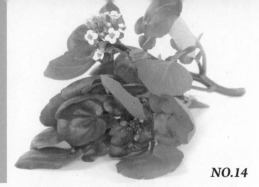

- 德文：*Brunnenkresse*
- 學名：*Nasturtum officinale*
- 使用部位：豆瓣菜葉
- 採收期：生長期間（五月至七月）

NO.14

又名西洋菜、水田芥，多年生植物，生長在沼澤和岸邊，高度可達 50 公分。如果將它們培育在花園裡，必須提供它們非常潮溼的土壤，或能夠用人工充分灌溉的土地，他們需要很多陽光，才能夠感覺舒服。六月是花期，會有成群的蜜蜂造訪這些花朵，以便採集花蜜。

適應症	黃疸、發燒、消化不良

配方：

☆新鮮豆瓣菜

☆也許可用奶油和鹽

作法：

用些水燜煮豆瓣菜，也許可以用少許奶油與鹽加以調味，趁熱吃。每日一次，服食約 4-5 湯匙的燜豆瓣菜。

🌿 聖賀德佳《醫藥書》

「豆瓣菜性溫，食之無益，但也無大害。若患黃疸或發燒，取豆瓣菜放入碗中蒸，經常趁熱吃，就會痊癒。若無法消化吃下的食物，一樣可以取豆瓣菜放在碗中蒸煮（因其能量來自於水），然後吃下，就會痊癒。」

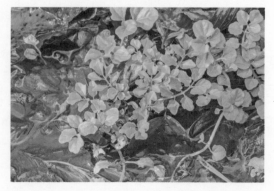

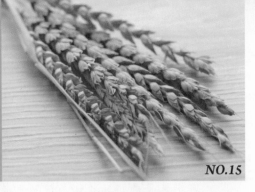

丁可小麥
（斯佩特小麥）

• 德文：Dinkel
• 學名：*Triticum spelta*
• 使用部位：丁可小麥麥粒
• 採收期：八月

NO.15

一年生農作物，可以長到 130 公分高，幾乎可以生長在任何土壤。經常在秋天種下，當成最後的一批麥作，然後在隔年的八月收成。每株丁可小麥的麥粒都包覆於果穎（麥殼）中，必須在磨坊用特別的打殼機清除。不建議種在陽台或花園裡，因為不符經濟效益。

適應症	全身乏力、厭食、虛弱、心臟病發作、中風、流感、食療的基本處方

配方：

☆丁可小麥麥粒 2-3 湯匙

☆水 1/2 公升

☆奶油或是蛋黃，按照個人口味

作法：

1. 將丁可小麥在水中煮約 30 分鐘，按個人口味，拌入奶油或蛋黃。

2. 我們可以在丁可小麥湯內用鹽，西班牙甘菊，高良薑或肉荳蔻，加以調味。

※ 丁可小麥是聖賀德佳廚房與聖賀德佳自然醫學中的主食，屬於日常食物的一部分，可作成麵包或調製成其他料理。

※ 我們可以毫不誇張地說：「少了丁可小麥，聖賀德佳廚房就無法開伙，也不會有丁可小麥麵包，丁可全麥麵粉、丁可小麥粗麵粉，丁可小麥麥片，丁可小麥細麵粉或丁可小麥麥粒了。沒有其他穀物可以取代丁可小麥的營養，但是丁可小麥卻可以完全取代所有種類的穀物。」

「丁可小麥是最好的穀物，性溫、營養豐富、能量強大，而且
比其它穀物種清淡。吃丁可小麥，會長出好肉，生出新血；除此之
外，會讓人快樂，情緒愉悅。無論怎樣食用，麵包或其他食物中的
丁可小麥，總是有益身體，清淡可口。」

※ 種植時要注意：

丁可小麥在秋天，連同外殼一起播種，不需要去殼，也就是我們
從商店買來的的狀況。連同外殼一起播種的好處在於，麥粒能受到
某種程度的保護，可以對抗外部的影響（病蟲害、機械性、溫度與
化學影響）。因此也可放棄傳統使用化學種子浸種[9]劑的方法，反正
這也是有機農業所不允許的。

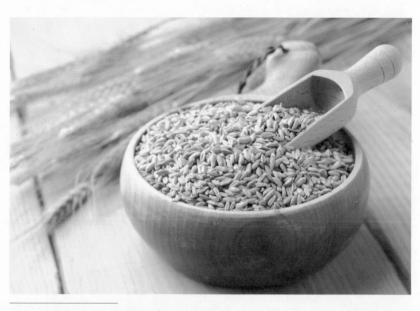

9 譯註：浸種可使種子在短期內吸足水分，迅速萌動。同時也可滅菌防病，增強種子的抵
抗力。

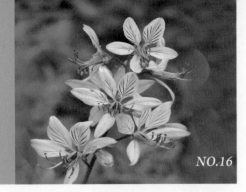

白蘚

- 德文：Diptam
- 學名：*Dictamnus albus L. ssp.*
  dasycarpus（Turcz.）*Wint.*

NO.16

・使用部位：白蘚香草	・使用部位：白蘚根部
・採收期：開花前或開花期（五月至六月）	・採收期：秋天

多年生亞灌木，可成長至 40–100 公分高。可栽種在花園裡半日照、乾燥處。花期為五月至六月，粉紅色的花朵是花園裡令人賞心悅目的植物，連昆蟲也十分喜愛。

適應症 1　膽結石、膀胱結石、腎結石

配方：

☆葡萄酒醋 250 公克

☆蜂蜜 2 滿匙

☆白蘚粉末 1 茶匙

作法：

將所有配料倒入可以鎖緊的玻璃瓶中，攪拌均勻，每頓餐前喝一茶匙純的白蘚蜂蜜醋，或加到一些小茴香茶當中。

🌿 **聖賀德佳《醫藥書》**

「……因為結石油性，長於人體內。一旦結石開始形成，將白蘚磨成粉，搭配小麥麵包一起服食，就可以阻止結石增長。體內長結石的人，可將此白蘚粉末加入蜂蜜醋裡，空腹時服用，體內的結石就會裂解……」

65

※ 在此，聖賀德佳清楚地區分結石這個概念：此結石是否在形成的階段，或是結石已經形成。通常，我們先確定結石已經形成，便可服用這帖白蘚蜂蜜醋。這也適用於其它的配方：先確立診斷，然後再做處理。請參考「植物性藥品保證安全嗎？」（第252頁）。

適應症 2　心痛與腦血管硬化

配方：

☆白蘚粉末（取自香草本身或根部）

作法：

每天一次，將刀尖一小撮白蘚粉末，放在小麥麵包或丁可小麥麵包上服用。

🌿 聖賀德佳《醫藥書》

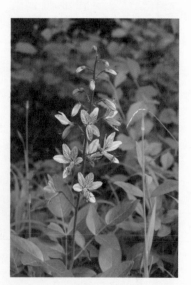

「白蘚性溫、乾，擁有火與石頭的能量，因其能量如石頭般堅硬。……若有心痛，可服用白蘚磨成的藥粉，心痛就會消失。」

※ 我們也需要白蘚粉，來製作小茴香複方粉末。（參考 No.20「小茴香」）

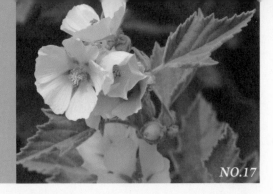

藥蜀葵

- 德文：Eibisch
- 學名：*Althaea officinalis*
- 使用部位：藥蜀葵的根部
- 採收期：秋季

NO.17

多年生的植物，常被用來當裝飾用花材。可以長到約 1–15 公尺高。花期在七至八月，會開出粉嫩到淡粉紅色花朵。是蜜蜂與大黃蜂喜歡拜訪的植物。

適應症	發燒（體溫過高）

配方：

☆藥蜀葵根部 1 湯匙

☆葡萄酒醋約 200 毫升

作法：

1. 將葡萄酒醋裝入有蓋子的玻璃瓶，然後倒入藥蜀葵。1-2 小時後，當葡萄酒醋吸收了藥蜀葵的味道，便可以使用。

2. 發高燒時，可將此一湯匙的藥蜀葵醋放入一些開水中攪勻，早上空腹喝，傍晚空腹再喝一次。兒童只要喝一茶匙就足夠了。

🌿 聖賀德佳《醫藥書》

「藥蜀葵性溫、乾，是治療高燒的良藥。若發燒，無論是何種高燒，可將藥蜀葵放到醋中搗碎，早晚空腹時服用，無論何種性質的高燒，都會退去。」

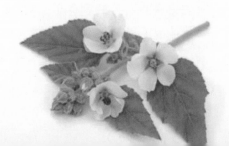

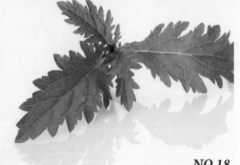

馬鞭草

- 德文：Eisnkraut
- 學名：*Verbena officinalis*
- 使用部位：馬鞭草香草
- 採收期：五月至九月

NO.18

多年生植物，可長到 60 至 100 公分高。需全日照，適度潮溼的土壤。花期在七月至九月之間，花朵淺紫色。

適應症 1	化膿性傷口、褥瘡、膿腫、疔瘡、帶狀皰疹、乳腺炎症、下肢潰瘍

配方：

☆新鮮或乾燥的馬鞭草（分量視炎症範圍大小而定）

☆亞麻布

作法：

1. 將馬鞭草放入水中煮約 5 分鐘，將無菌（剛熨燙過）的亞麻布放在傷口或發炎的部位上，將煮過、稍微擠乾的微溫馬鞭草，放在亞麻布上。

2. 按照需要，更換馬鞭草藥。為了簡單方便起見，可以自行製造馬鞭草藥包，即在亞麻包內裝入馬鞭草香草，將此藥包放到水中，煮五分鐘，稍微擠出水，趁溫放在傷口上。

3. 在草藥包完全乾燥之前，用一個新的草藥包替換。

4. 每天 2-3 次，貼敷一包至兩包的馬鞭草藥包。

🌿 聖賀德佳《醫藥書》

「馬鞭草性寒多於溫。若有人無論是因瘡或蟲咬導致皮膚腐爛，可在水中熱煮馬鞭草。用一塊麻布蓋在腐爛的傷口或是被蟲咬的傷口腐爛處。從水中取出馬鞭草，稍微擠出水，趁溫適中時，放在傷口上的麻布上。乾燥後，再以同樣方式放置新煮過的馬鞭草，一直到潰爛去除。」

適應症 2　咽喉炎、甲狀腺腫大、扁桃體炎、（腮腺炎？）、支氣管炎、肺炎

配方：

☆馬鞭草 5-7 湯匙（取決於頸部寬度）

☆水

作法：

將馬鞭草放入水中煮沸，放在頸部，用布固定，讓它作用 2-3 個小時。每天 2-5 次。

聖賀德佳《醫藥書》

「若喉嚨腫脹，將適量的馬鞭草放在水中加熱，趁溫放置在咽喉部位，以布固定。一直如此做，直到消腫。」

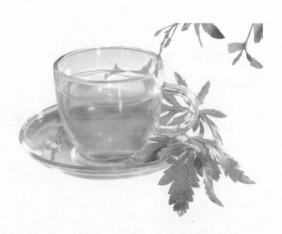

黃龍膽

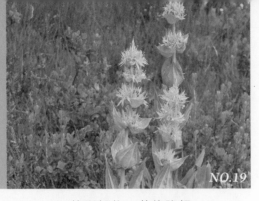

- 英名：Enzian，Gelber
- 學名：*Gentianalutea*

NO.19

•使用部位：黃龍膽藥草	•使用部位：黃龍膽根
•採收期：開花前與開花時	•採收期：九至十月／二至三月

多年生植物，可以長到 50–120 公分高。要長得茂密需要陽光充足的地方、潮溼的土壤。蜜蜂喜歡拜訪其黃色花朵，花期是六月至八月。由於黃龍膽的體型結實，也可以栽種在花園中，當成非群居的植物。

適應症　強烈心痛

配方：

　☆黃龍膽粉 1/2－1 湯匙

作法：

　將黃龍膽粉灑在湯上面，用湯匙舀喝。視需要，每日 1-2 次

🌱 聖賀德佳《醫藥書》

「若心疼痛，好似心臟（性命）吊在半空中，可將黃龍膽磨成粉，配高湯服用。這會強化他的心臟。」

※黃龍膽粉不可與湯同煮，而是上桌時，才灑在湯上。若想要讓湯能有促進健康的效果，應該避免所謂的廚房毒菜（韭菜、扁豆、豬肉、鰻魚）。

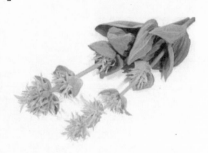

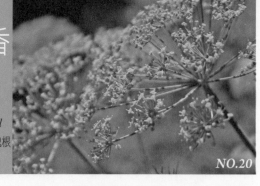

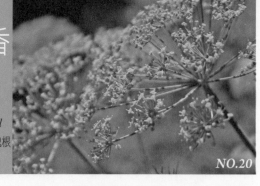

小茴香；蘹香

- 德文：Fenchel
- 學名：*Foeniculum vulgare Mill*
- 使用部位：小茴香種子、小茴香塊根
- 採收期：夏天

NO.20

可長至 100–200 公分高。六月到九月之間開黃色花朵，是招引昆蟲喜歡飛來採蜜的花朵。小茴香需要陽光充分的地方，適度潮溼的土壤，好能生長得茂密。為了取得足夠的種子，被大面積地種植。

它們被栽種在花園裡。我們從蔬菜小茴香裡收集綠色葉片，然後晾乾，因為市面上買不到，但是我們需要它作成藥材，可以當成湯中的綠菜。

適應症 1	消化不良、四肢無力、消瘦、厭食、消化力不足、低血壓、高血壓、對天氣敏感、一般保健

配方：小茴香複方粉末（Sivesan）

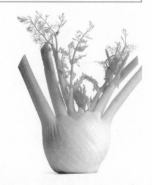

☆小茴香種子 32 公克

☆高良薑根部 16 公克

☆白蘚 8 公克

☆山柳菊 4 公克

作法：

將所有成分混合、搗碎，細細過濾。午餐後約半小時，將 1/2 湯匙的粉末，放在烈酒杯裡的加溫葡萄酒內服用。

🌿 聖賀德佳《醫藥書》

「無論如何食用小茴香，都會讓人心情愉悅，傳達給人舒服的暖意，並會幫助發汗。取小茴香種子與一半分量的高良薑，高良薑一

半分量的白蘚、白蘚一半分量的山柳菊，將所有成分磨成粉，用布過濾，在午餐後半小時將藥粉倒入溫葡萄酒內，不是熱的，然後喝下。此酒可以讓健康的人保持健康，讓生病的人強健起來；也幫助消化，增強體力，讓其臉色紅潤。無論有病無病，飯後服用都有益健康。」

適應症 2　保健、呼吸惡臭（口臭）、眼藥

配方：

☆小茴香種子 1/2-1 茶匙

用法：

早上空腹嚼 1/2-1 茶匙的小茴香種子，或在口裡讓 2-3 個小茴香嚼片化開。

🌿 聖賀德佳《醫藥書》

「每天空腹吃小茴香香草或小茴香種子，能使體內惡性黏液或是腐敗物會減少，也會明目、去口臭。」

適應症 3　精疲力竭、抑鬱、沮喪、悶悶不樂

配方：

☆小茴香汁

用法：

一天多次，在額頭、太陽穴、胸口和胃部，塗抹新鮮榨取或罐裝的小茴香汁。若要榨新鮮小茴香汁使用，得使用蔬菜類小茴香（食用塊莖部位），因為比香草類小茴香（取用種子）多汁。

※目前市面上的專門店裡，可以找到優質的榨汁機，非常能夠減輕製作新鮮果汁的麻煩。

🌿 聖賀德佳《醫藥書》

「若患憂鬱症，可將小茴香搗碎成汁，常塗抹在前額、兩側太陽穴、胸口與胃部，憂鬱就會散去。」

適應症 4　腹痛、腹脹、食用燒烤食物後的「胃脹」

配方：

☆ 1/2-1 茶匙小茴香種子

或

☆小茴香片

用法：

餐後不適，可咀嚼 1/2-1 茶匙小茴香種子。如果手邊沒有小茴香種子，可以服用高良薑粉或高良薑錠片，很快會感覺好轉。

🌿 聖賀德佳《醫藥書》

「若吃了烤肉或烤魚，或其他燒烤過的食物而腹痛，可以盡快吃小茴香或小茴香種子，疼痛就會緩減。」

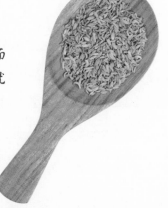

洋車前草

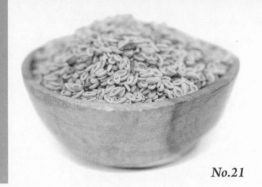

- 德文：Flohsamen
- 學名：*Plantago indica*；
    Plantago psyllium

No.21

- 使用部位：洋車前草種子與全草
- 採收期：種子成熟後　　　　　• 採收期：六月至八月

一年生植物，高約 30 公分。能在溫和、溼潤的土壤與陽光充足的地方蓬勃發展。如同小茴香種子，為了取得大量種子，洋車前草被大面積地栽種。

| 適應症 | 憂鬱症、過敏傾向、情緒波動、過敏性發燒 |

配方1：

　☆洋車前草種子 1 茶匙
　☆葡萄酒 1/4 公升

　或

　☆洋車前草香草一把
　☆葡萄酒 1/2 公升

作法：

將洋車前草種子或洋車前草香草放入葡萄酒中，以小火熬煮約三分鐘，過濾，趁熱喝。

配方 2 針對憂鬱症與憂鬱：

☆洋車前草種子

用法：

每天吃 1-2 湯匙的純洋車前子。服食純種子時，必須每湯匙配上約 1/4 公升飲料，否則洋車前子可能會使腸胃極度乾燥，引發極大的不適。

配方 3 過敏傾向：

☆洋車前子 1-2 湯匙

☆葡萄酒 1/4 公升

小祕方：
洋車前子也常被用於便祕時。這時將一湯匙洋車前子視個人口味，泡在小茴香茶、清水或果汁中過夜，第二天早餐後服用。

用法：

將洋車前草放入葡萄酒中熬煮，過濾。將種子或是煮過的葉子包在薄布上，趁溫放在胃部附近。除此之外，還要喝溫的洋車前草種子酒。

🌱 **聖賀德佳《醫藥書》**

「……可將洋車前草放入葡萄酒中熬煮，然後趁溫服食，高燒即退。若有人精神抑鬱寡歡，洋車前草草藥酒會使其愉悅，有助於頭腦保健，強化頭腦。若有人胃部發燒，把洋車前草放在葡萄酒中熬煮，將酒濾出，用布包裹洋車前草，趁溫熱時，放在胃部，會將胃部的熱氣驅離。」

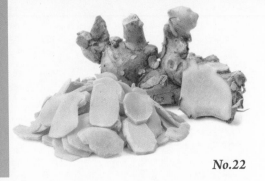

高良薑
（南薑）

- 德文：Galgant
- 學名：*Alpinia officinarum*
- 使用部位：高良薑塊根
- 採收期：在德國不可能

No.22

多年生植物，類似薑，種植於印度、泰國、海南島。

適應症 1 ｜ 背痛、腰部刺痛

配方：

☆切碎的高良薑根部 1 茶匙

☆葡萄酒約 1/4 公升

作法：

將高良薑根部放在葡萄酒內熬煮約十分鐘，冷卻到能夠喝，趁溫熱時小口服食。

🌿 聖賀德佳《醫藥書》

「高良薑性極溫，無寒氣，極具療效……若背部或腰部因氣血不順疼痛，用葡萄酒熬煮高良薑，待溫後，經常服食，疼痛即可消除。」

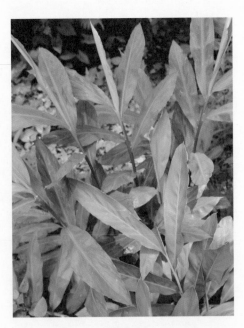

適應症 2　心痛、心刺痛、心情煩躁、全身無力、心絞痛、新陳代謝弱、胃痛、氣血不順、容易疲累

配方：

☆高良薑粉 1 刀尖或是高良薑片 0.1-0.2 公克

作法：

放在舌上，慢慢溶化。

🌿 **聖賀德佳《醫藥書》**

「若心痛，或心臟無力，

馬上服用足夠的高良薑，即可改善。」

小祕方：
高良薑不是可以治病的藥物，但可
快速緩解症狀。治療心臟疼痛要參
考 No. 19「黃龍膽」與 No. 45「香芹」。

適應症 3　發高燒、燥熱

配方：

☆高良薑粉 1-2 刀尖

☆泉水 150 毫升

作法：

將高良薑粉末混入礦泉水攪勻後喝。

※ 這個處方最重要的是：必須採用泉水。

🌿 **聖賀德佳《醫藥書》**

「若發高燒，將高良薑磨成粉，放入泉水中服用，會澆熄高燒。」

大麥

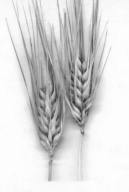

- 德文：Geste
- 學名：*Hordeum vulgare*
- 使用部位：大麥麥粒
- 採收期：七月

No.23

一年生穀類植物。基本上，大麥可分為夏麥和冬麥。冬麥在秋季種植，收割於隔年夏天。夏麥則在春天播種，在同年夏天收成。這兩種大麥都有相同的療效！如同丁可小麥一般，不建議在花園或陽台的木箱裡種大麥，因為經濟效益不高。

適應症 1　全身乏力、虛弱、肌肉萎縮、厭食

配方：

☆整顆大麥麥粒 5 公斤

☆水 50-80 公升

作法：

將大麥放入水中約煮 15 分鐘，再倒入澡盆泡澡。剛開始，一週 2-3 次，在攝氏大約 37-40℃ 的水中泡 15-20 分鐘，休息長些時間（至少 2 小時）。

※藥浴通常持續到病人覺得健康、體力恢復為止。

聖賀德佳《醫藥書》

「……如果病人全身虛弱，用大火在水裡煮大麥，將大麥水放到木桶中泡澡。常泡大麥水，直到身體康復、體重增加。」

適應症 2　身體虛弱、乏力、肌肉萎縮、無法進食

配方：

☆整顆大麥麥粒 40 公克

☆整顆燕麥麥粒 40 公克

☆小茴香種子 20 公克食或蔬菜類小茴香塊莖 1/2 個

☆水 1 公升

作法：

將所有藥草在水中燜煮約 15 分鐘；過濾，將水煎湯分配在一天中喝下，或用以取代其它固體食物。無需添加調味料，若有必要，可以添加一點點鹽。

聖賀德佳《醫藥書》

「若病到無法進食麵包，可取等重的大麥與燕麥，加入少許小茴香在水中煮。煮好之後，用布濾出湯汁喝，以取代麵包。」

適應症 3　臉部皮膚粗糙、有鱗屑

配方：

☆大麥麥粒 2 至 4 大食匙

☆水 1 公升

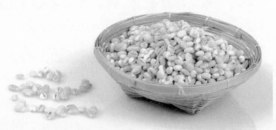

作法：

用水煮大麥，加蓋燜煮約 10 分鐘，過濾，稍微冷卻，用此微
溫的煎劑，輕輕沖洗臉部。剛開始每天都要做。煎劑隔天也可
使用，但需稍微加溫，再洗滌。

🌿 聖賀德佳《醫藥書》

「若臉部皮膚堅硬粗糙，一吹風就會起皮屑，可用水煮大麥，將
水以布濾出，用適溫的大麥水清柔地洗臉，皮膚就會柔軟、健康，
而且膚色美麗。」

適應症 4	各種頭部病症、頭皮屑、頭痛，協助緩解所有眼睛、耳鼻喉病痛

配方：

☆大麥麥粒 2 至 4 大食匙
☆水 1 公升

作法：

製造大麥煎劑的方法與針對臉部皮膚粗糙的方法一樣，只是洗
的時候，不只洗臉，而是洗整個頭部。剛開始每天洗一次，之
後至少兩天洗一次。

🌿 聖賀德佳《醫藥書》

「如果有人頭部生病，可經常用煮過的大麥水洗頭，便會漸漸康
復。」

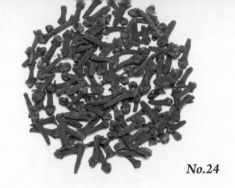

丁香花

- 德文：Gewürznelke
- 學名：*Syzygium aromaticum*
- 使用部位：丁香花
- 採收期：無法在德國收成

No.24

丁香花是一種高達 8–12 公尺的樹，原產於菲律賓南部，但在許多屬熱帶海洋氣候的國家也栽種。丁香花是在丁香花樹即將開花之前採集並進行乾燥的花苞。

| 適應症 | 頭痛、頭部隆隆作響、血壓高、開始有腹水、猛烈的精神創傷。 |

配方：

☆丁香花

作法：

按需要嚼 2-3 顆丁香花。

🌿 聖賀德佳《醫藥書》

「如果頭痛，頭部隆隆作響，好似耳聾一般，常吃丁香花就可使頭部的隆隆聲減緩。若是五臟六腑腫脹，內臟的腫脹便會引發水腫。因此水腫在剛發生時，只要常吃丁香花，就可以壓制住病情。」

※ 根據聖賀德佳文本所作的症狀描述，很清楚地指向高血壓。但是治療高血壓，不只是每天嚼 2-3 顆丁香花。貫徹始終的飲食調整、透過拔罐或放血來淨化體液，也必須包括在治療中。

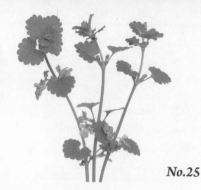

No.25

金錢薄荷
（歐活血丹）

- 英名：Gundelrebe
- 學名：*Glechoma hederacea*
- 使用部位：金錢薄荷香草
- 採收期：生長期（五月到十月）

多年生匍匐植物，大約可以長 50 到 100 公分長，喜歡全日晒或是半日晒、潮溼的地方。花期自三月到六月，昆蟲很喜愛其藍色花朵。金錢薄荷可以種植在花桶或花槽，或是當成地被。出現在花園中時，常被視為野草。

適應症 1 頭部內的隆隆聲、耳鳴、梅尼爾氏症、有助緩解猛烈的精神創傷。

配方：

☆新鮮或是乾燥的金錢薄荷葉片

作法：

將金錢薄荷葉片放到一鍋子水中煮約五分鐘，擠掉水分，將藥草包在布巾中，像頭巾一樣纏繞著頭部固定。每天一次約纏 2-3 個小時。

🌿 **聖賀德佳《醫藥書》**

「若壞體液如水氣一般，讓頭部有沉重壓力，而導致耳鳴，可將金錢薄荷泡在溫水中，再濾掉水分，把尚溫的金錢薄荷放在頭部。這會減少頭部的水氣，開啟聽力。」

適應症 2 早期阿茲海默症狀、早春的疲憊、抑鬱

配方：

☆新鮮金錢薄荷香草 500 公克

☆水 10-15 公升

作法：

把金錢薄荷放入水中用小火煮約 10 分鐘，當成是泡澡的添加劑，加到已經放滿溫水的浴缸當中。保留一份煮過的金錢薄荷當「菠菜替代品」，配著肉食或熱糕點食用。每週泡澡 1-2 次；「菠菜替代品」（少量）儘可能每天當成配菜食用。

🌿 聖賀德佳《醫藥書》

「金錢薄荷性溫多於冷，屬性乾燥，有特定的色素，因其綠意（氣）有益於人，因此，若有人身體無力，失去理性，可在溫水泡澡，或是將金錢薄荷煮成泥或湯，經常配著肉或糕點食用，對此人會有幫助。」

適應症 3　有助緩解頭部病症（重聽、弱視、頭痛、耳炎……）

配方：

☆金錢薄荷灰一湯匙＋水

作法：

將一湯匙金錢薄荷灰放入溫水中攪拌，用來洗頭。頭髮不要烘乾，而是任其自然地乾（製造金錢薄荷灰的方法，參閱 244 頁）

🌿 聖賀德佳《醫藥書》

「若用其鹼液經常洗頭，可以除去頭部的諸多病症，避免頭部的虛弱現象……」

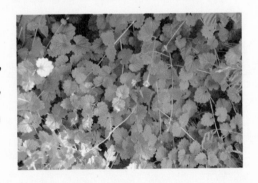

山柳菊

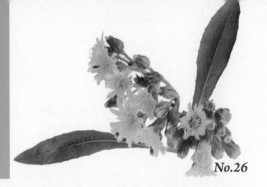

- 德文：Hab Ichtskraut
- 學名：*Hieracium pilosella L.*
- 使用部位：山柳菊香草
- 採收期：六月至九月

No.26

多年生匍匐植物，成長高度約 15 公分。生長環境需要有陽光的地方，可以在乾燥的土地裡生長。人們喜歡將他們栽種在盆栽裡，或當成是覆蓋地面的植物，或是覆蓋屋頂的底面。它的菊科黃花很像是蒲公英的花，也是蜜蜂所喜歡採蜜的對象，花期為五月到十月。

| 適應症 1 | 代謝紊亂、囊腫、代謝廢物沉積、強心、心臟衰弱（膠質瘤？脂肪瘤？尿酸？） |

配方：

☆山柳菊香草粉末 40 公克
☆白蘇香草粉末 10 公克

| 適應症 2 | 心臟衰弱、冠狀動脈硬化 |

配方：

☆山柳菊香草粉末 40 公克
☆高良薑粉末 10 公克

| 適應症 3 | 神經衰弱，腦血管硬化 |

配方：

☆山柳菊香草粉末 40 公克
☆莪朮粉末 40 公克

用法：

飯後將 1/2 茶匙複方香草粉末放在一口麵包上吃，與唾液充分混合。

※ 我們可以由其組合看出，哪些複方粉末專治哪些壞的體液。山柳菊本身被比喻為一艘破冰船，只等待能夠破冰的時候。破冰船整裝待發，油加滿了，補給品充沛，但是少了旅行的目標。而旅行的路線、目的地，由所添加的藥草所界定，這藥草決定在何處要擊破堆積的體液。

🌿 聖賀德佳《醫藥書》

「山柳菊性冷，食之會強心並減少體內某處漸漸聚攏的壞體液。但是，不要只服單方，因為太澀，要加入一些白蘚、高良薑，或一些莪朮，如此服食，會驅散體內寒冷的體液。」

在聖賀德佳的《醫藥書》中，她提到不同的搭配組合：

1. 山柳菊＋白蘚（針對心臟、腎臟、膀胱的壞體液）：

   適應症：冠狀動脈硬化、心痛、緩解膀胱結石和腎結石、代謝紊亂、囊腫

2. 山柳菊＋高良薑（針對背部、腰部、心臟的壞體液）：

   適應症：背痛、腰痛、心痛、脊髓硬化症、心臟衰弱與冠狀動脈硬化

3. 山柳菊＋莪朮（針對神經系統與唾液腺體的冷體液）：

   適應症：發抖、頭痛、緩解帕金森氏症、神經衰弱、腦血管硬化

下列的組合，並不是由聖賀德佳修女所提到，但是可以使用在輔助療法上：

1. 山柳菊＋艾菊（引導、排放所有被抑制的體液）：

   適應症：鼻炎、前列腺尿失禁

2. 山柳菊＋肉桂

   適應症：排經不順、腦部發脹

3. 山柳菊＋肉荳蔻

   適應症：心痛、憤世嫉俗

4. 山柳菊＋百葉薔薇

   適應症：身上硬化的潰瘍

5. 山柳菊＋肺形草

   適應症：肺部硬化

6. 山柳菊＋小茴香

   適應症：受到抑制的汗水

7. 山柳菊＋蕁麻

   適應症：消化不良、消化道黏液過多

8. 山柳菊＋金盞菊

   適應症：因毒物導致的硬化

9. 山柳菊＋百里香

   適應症：皮膚病

※ 在聖賀德佳修女的《醫藥書》當中，聖賀德佳並未提到這種組合的比例，基本上分量的調配是：山柳菊粉末 80%，添加的其他藥草粉末 20%，然後配一口麵包服用。

燕麥

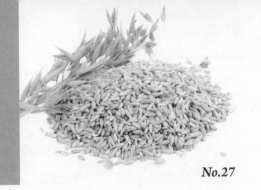

- 德文：Hafer
- 學名：*Avena sativa*
- 使用部位：燕麥果實
- 採收期：八月

No.27

為原生穀類之一，可長到一公尺高，是一年生的糧草。燕麥粒由麥殼所包圍，麥殼末端有薄芒。通常燕麥栽種在田野，不建議栽種在花盆裡。少量的去殼燕麥（不帶麥殼與薄芒），可在有機食品店或健康食品店購得，大量未去殼燕麥則可向農場倉儲購買。

適應症	痛風、風溼、分裂的心靈（精神分裂症？），聖賀德佳認為的痛風，不在肌肉骨骼系統，而是在神經系統。

配方：

☆燕麥 5-10 公斤，根據身體尺寸

☆水約 20 公升

作法：

1. 將帶殼燕麥放入水中，用小火煮約 20 分鐘後馬上過濾，並收集煮過的水。

2. 讓患者躺在浴室（三溫暖或澡堂）裡的床上，用煮過尚溫的燕麥，從頭到腳指頭，包裹全身。

3. 除此之外，將一部分燕麥煎劑水倒在熱磚塊上，讓燕麥的熱蒸氣充滿整個浴室，讓患者在這蒸氣浴室中待上至少半小時。

🌾 聖賀德佳《醫藥書》

「若患痛風，並引發精神分裂與思緒反覆，因此有一點瘋癲，可以讓患者在蒸氣浴室中，用煮過的燕麥裹住全身，並用熱煮過的燕麥水，淋在加熱的石頭上。時常如此做，直到神智清醒，恢復健康。」

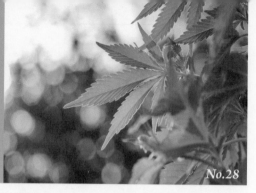

大麻

- 德文：Hanf
- 學名：*Cannabis sativus*
- 使用部位：大麻果仁與大麻纖維
- 採收期：九月、十月

No.28

◎ 大型植物，高約 2.5 公尺，雌雄異株。是一種古老的農作物，幾乎全世界都有栽種。在德國，大麻也再度興盛。種植大麻是為用榨油與取得纖維，尤其是當作絕緣材料與服飾業的材料。

◎ 過去栽種主要為取其纖維，如今也為了含油量高的大麻子，在廚房中使用去皮或不去皮的果實，或用大麻子榨的油。

◎ 在德國一般禁止種植大麻。只有獲得許可證的農民，可栽種不含四氫大麻酚或含低量四氫大麻酚的大麻。

請注意：如果要在你的花園當中栽種大麻，請聯繫農業局、衛生主管部門和您附近的派出所！（大麻在台灣是不合法的，一概禁止。）

適應症 1　胃寒、脾胃虛弱、尿失禁、消化不良

配方：

☆未削皮的大麻果仁 2-3 湯匙滿滿

☆水約 1/2 公升

作法：

將大麻果仁放在水中煨煮 5 分鐘後過濾，將煮過、溫熱的大麻子包到大麻布裡，放置在胃窩上至少 30 分鐘，也可以當敷布墊隔夜擺放。

🌱 聖賀德佳《醫藥書》

「……若胃寒，用水煮大麻後，將水擠出，用布包裹大麻，趁溫經常放在胃部，能強胃，恢復健康……」

適應症 2　養生保健（針對健康的人）

配方：

☆大麻果仁

※ 近來在市面上已經有焙炒的大麻果仁和大麻糕點，提供我們當作健康的零食。健康的人為了養生保健，可以大快朵頤。

※ 病人與脾胃虛弱的人，應該放棄大麻產品。有一家奧地利供應商甚至提供不同口味的「大麻奶」。對於那些有牛奶過敏症的人，這是一項很好的替代品。

聖賀德佳《醫藥書》

「大麻性溫多於寒，長在空氣不溫不冷的時候，性亦如此。種子有療癒的力量，對健康者，吃了可以促進健康，對胃無負擔且有益處，可稍微消除胃部黏液。容易消化，可減少壞體液，活絡好體液……」

適應症 3　傷口護理

配方：

☆麻布

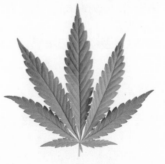

作法：

包紮潰瘍和創傷應該用大麻布料作的敷布，因為大麻布精微細緻的屬性，可以讓傷口迅速癒合。

聖賀德佳《醫藥書》

「……用大麻製成的布料，很適合用來包紮潰瘍和創傷，因為內含適中的熱量。」

對開蕨

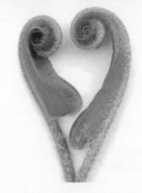

- 德文：Hirschzunge
- 學名：*Phyllitis scolopendrium* （L.） Newm.
- 使用部位：對開蕨葉片
- 採收期：五月至八月

No.29

多年生、常綠對開蕨的葉狀體，可以長到 30–50 公分高，寬度可達 8 公分。想要成功培育對開蕨需要溼度適中的土壤，以及有蔭或半蔭的地方。對開蕨的孢子形成於七月至九月間，為群生植物，喜歡 3–7 株生長在一起。需使用的對開蕨，務必人工培育！

適應症 1 | 劇烈疼痛導致的虛弱、絞痛

配方：

☆對開蕨粉末

☆葡萄酒

作法：

將 2 刀尖的對開蕨粉末放入一烈酒杯的溫葡萄酒中服用。

※ 粉末製作方法請參閱 191 頁。

聖賀德佳《醫藥書》

「若因疼痛，導致身體劇烈、突然虛弱，將對開蕨粉末加入溫葡萄酒中服用，即可好轉。」

| 適應症 2 | 肺炎、囊性纖維化、哮喘、咳嗽、腹痛、炎症、荷爾蒙失衡、調經、緩解肝臟疾病。 |

配方：

☆對開蕨 10 公克

☆桂皮 10 公克

☆黑胡椒 5 公克

☆蜂蜜 50-250 公克

☆葡萄酒 1.5 公升

作法：

製作對開蕨藥酒有幾個步驟：

1. 將對開蕨葉片放入葡萄酒中煮約 5 分鐘後，取離火源。

2. 加入蜂蜜，再度煮沸，再次取離火源。

3. 將混合的藥草粉末（肉桂樹皮和黑胡椒）加入酒中，並讓它沸騰。趁熱將「對開蕨藥酒」裝入無菌瓶。開封過的瓶子必須放到冰箱當中保存，因為酒精含量低，無法保證能長久保存。

4. 每天在早餐後、午餐前及後、晚餐前及後，視病情的嚴重程度喝 1-2 個滿滿烈酒杯的對開蕨藥酒，大約服用 4-8 週。

🌿 聖賀德佳《醫藥書》

「更可將對開蕨溫和地放在烈陽下或放在溫熱的磚瓦上乾燥，再磨成粉末。空腹與飯後從手中舔食藥粉。可緩和頭疼與胸部疼痛，緩解身體的其他疼痛。」

薑

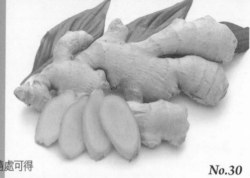

- 德文：Ingwer
- 學名：*Zingiber officinale*
- 使用部位：生薑根部
- 採收期：在德國不可能，在台灣隨處可得

No.30

多年生半灌木，可以長到 100–150 公分高，在熱帶國家大面積種植。市面上看到的通常是削過皮的生薑根部。

適應症 1　四肢無力、消瘦、厭食、虛弱

配方：

☆薑粉一刀尖

作法：

將一刀尖的薑粉加入一碗湯中，上午空腹服食。喝湯時，可以配麵包，麵包上也灑一刀尖的薑粉。

🌱 聖賀德佳《醫藥書》

「但若身體枯槁，已病入膏肓，可把薑磨成粉，取少許薑粉到肉湯中，空腹服食，並用麵包沾少許薑粉一起服用，就會比較舒服。一旦情況改善，便停止服用，以免造成傷害。」

※ **務必小心！**

一旦感覺體力增加，就必須停止服用薑粉，否則會造成傷害。我們知道豬肉與大麥情況類似，也不能過度食用。我們知道乳豬是治療全身無力、虛弱的良方。若有上述病症，可以吃豬肉，但只能吃到病情改善。如果繼續吃豬肉，會受到傷害。薑是所謂「素食者的豬肉」，能夠復甦幾乎枯竭的體力。但是輸送能量過度，就會導致新的病痛，也就是我們所熟知的文明病。

適應症 2　胃痛

配方：

☆薑粉 20 公克

☆高良薑粉 40 公克

☆莪朮粉 10 公克

☆葡萄酒

作法：

將上述粉末混合成複方，取 1/2 茶匙攪入少許葡萄酒，每頓餐
後及睡前飲之。

🌿 **聖賀德佳《醫藥書》**

「若胃部有任何疼痛，將一份薑、兩份高良薑、半份莪朮磨成粉。
每頓餐後及睡前，將粉末加入葡萄酒喝。常喝，胃便會舒服。」

適應症 3　癌前期的類風溼症、腸絞痛、遷移性疼痛

配方：

☆生薑 10 公克

☆錫蘭肉桂 75 公克

全部研磨成粉（A）

☆鼠尾草葉片 9 公克或鼠尾草藥酒 3 毫升

☆新鮮的小茴香 20 公克或小茴香藥酒 6 毫升

☆新鮮艾菊 10 公克或艾菊藥酒 4 毫升

將這些新鮮藥草用研缽碾碎，榨壓出汁液；或將藥酒混合在一
起。（B）

☆蜂蜜 250 公克

☆白胡椒 15 公克

☆葡萄酒 2.5 公升

將葡萄酒與蜂蜜一起用小火煮，蜂蜜一溶解，加入白胡椒。(C)

約 5 分鐘後，加入生薑、肉桂粉（A），以及鼠尾草－小茴香－艾菊藥酒（B）（或榨壓出來的汁）。

☆浮萍（Wasserlinsen）25 公克

☆蕨麻（Blutwurz）葉片 50 公克

☆蘇薄荷（Ackersenf）50 公克

☆蔓藤蓬子菜（Kletterndes Labkraut）20 公克

1. 將這些新鮮藥材用研缽碾碎，放入過濾布袋中。
2. 倒入如上述（A+B+C）準備好的葡萄酒。收集這樣濾過的葡萄酒，再次稍微加熱，並趁熱裝入無菌瓶中。
3. 每天服用此 1-2 個烈酒杯量的浮萍藥酒，在早餐前和晚上就寢前，直到類風溼病與腸絞痛消失，但至少服用 2 個月。

🌿 聖賀德佳《醫藥書》

「若患腸絞痛，可將少許生薑和許多桂皮研磨成粉。然後，取較生薑少的鼠尾草、較鼠尾草多的小茴香、較小茴香多的艾菊，將所有材料放入研缽中搗成汁液，並且用布過濾。

之後，將蜂蜜加入葡萄酒用小火熬煮，添加一些白胡椒，如果沒有白胡椒，可添加些許紅醋栗，再將上述汁液倒入。

然後，取浮萍與雙倍分量的洋委陵菜（Tormentil）根，以及與洋委陵菜根等量、長在田野上的芥末，除此之外，取小牛蒡生長之地的野草，較洋委陵菜根少量些，將它們放在研缽中搗成汁液，將它們放入小袋子裡，並倒入上述混合了蜂蜜與粉末的葡萄酒，作成草藥酒。

若有上述疼痛，可在夜間入睡時空腹服此藥酒，分量是一口氣可以喝完的量，直到痊癒」。

※正如賀茲卡醫生（Hertzka）在他的研究中發現，癌症前期症狀（Vicht）會以類似風溼，會轉移的疼痛、腹痛與心痛等方式呈現。浮萍藥酒，實際上可治癒此病症，並除去癌變的基礎。

※聖賀德佳還認識其他治療癌症前期症狀的藥方。藥材來自動物界，是鱘魚、鹿、鶴和雁的肝臟，可清除癌症前期症狀和疼痛。

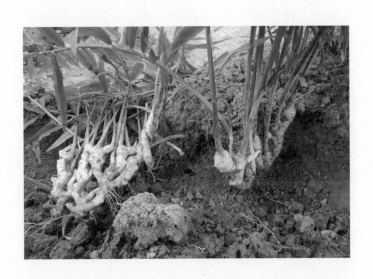

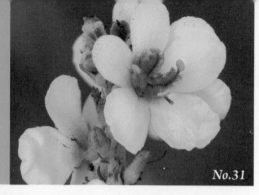

毛蕊花

- 德文：Königskerze
- 學名：*Verbascum thapsus*
- 使用部位：毛蕊花
- 採收期：五月至七月

No.31

◎ 兩年生植物，高度可達 50-200 公分。第一年會形成蓮座狀葉片，第二年從中長出長莖並且開出黃色花朵。

◎ 毛蕊花適合單株種植，要長得好，需要充足的陽光與適度溼潤的土壤。在野生環境中，常見於廢棄地方、鐵道路堤、砂石場、路旁，昆蟲喜歡拜訪它們。

◎ 乾燥的毛蕊花有很強的吸水性。因此要保存在密封的玻璃罐中（最好用乾燥凝膠）。

適應症 1 ｜ 憂鬱症、心臟衰弱

配方：

☆毛蕊花葉片或毛蕊花

作法：

可在肉食或麵食上撒上鹽，與毛蕊花葉片或花瓣調味。不要再使用任何其他香草調味。

🌿 **聖賀德佳《醫藥書》**

「毛蕊花性屬溫與乾之間，帶些冷，若心臟無力、憂傷，將毛蕊花與肉、或魚肉或是餡餅同煮，不加其他香草。常服用，會強化心臟，心情也會開朗、快樂。」

適應症 2 聲音嘶啞、失音（失聲）、胸痛、後胸骨疼痛

配方：

☆毛蕊花葉片或花 25 公克

☆小茴香葉片或種子 25 公克

☆酒 1/4 公升

作法：

將三湯匙上述混合藥草加入 1/4 公升的葡萄酒，煮約 5 分鐘後過濾，倒入保溫瓶內，分配在一天當中喝完。

※ 德國的藥草店，目前只能買到毛蕊花，若想要使用毛蕊花的葉片，須自行乾燥。

🌿 **聖賀德佳《醫藥書》**

「若聲音或喉嚨沙啞，或胸口疼痛，將等量的毛蕊花和小茴香放入葡萄酒內熱煮，用布過濾，經常喝，聲音就會恢復，胸部也會被治癒。」

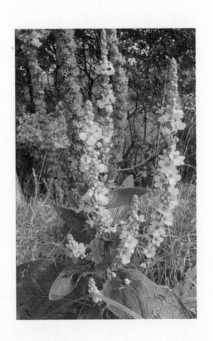

皺葉綠薄荷

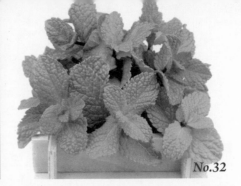

- 德文：Krauseminze
- 學名：*Mentha spicata var. crispa*
- 使用部位：整株香草
- 採收期：七月至八月間

No.32

一種葉片起皺、變種的薄荷，多年生，可以長到 60–80 公分高。看似胡椒薄荷，但是可從捲曲的葉片與「香菜般」的氣味，分辨出不同。花期從八月到九月，常被栽種在香草螺旋架或香草花圃。

適應症 1 痛風、風溼、類風溼性疾病

配方：

☆薄荷汁 1 湯匙或皺葉綠薄荷藥酒 1-2 湯匙

☆葡萄酒約 150 毫升

作法：

將皺葉綠薄荷汁或藥酒放入葡萄酒中攪拌，一天喝三次：早晚餐飯後與睡前服用。

聖賀德佳《醫藥書》

「皺葉綠薄荷擁有適中的溫性，以及強烈溫性，但還是偏向柔和。若患痛風，搗碎皺葉綠薄荷，用布過濾汁液，加上一些葡萄酒。早晚以及睡前喝此薄荷葡萄酒，痛風會緩解。」

適應症 2　胃寒、消化不良、便祕

配方：

☆新鮮或乾燥的皺葉綠薄荷葉

作法：

如果喜歡薄荷香味的話，可在肉類，魚類和蔬菜菜餚中加入皺葉綠薄荷一起烹煮。可促進食物的消化。

🌱 聖賀德佳《醫藥書》

「就像鹽，要適度加在食物中調和食物，過多或過少都不好，皺葉綠薄荷也是如此，如果適量地加入肉類、魚類或是食物或粥當中，會增加食物的風味，也是好的調味料，可暖胃，並幫助消化。」

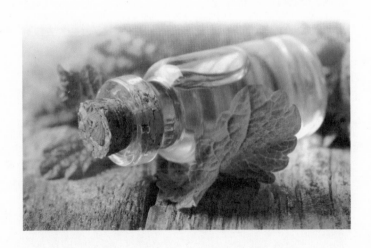

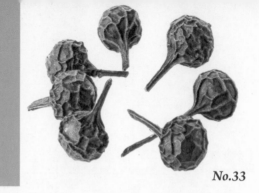

蓽澄茄
（尾胡椒）

- 德文：Kubebe
- 學名：*Piper cubeba*
- 使用部位：蓽澄茄果實
- 採收期：在德國不可能

No.33

屬攀爬性灌木，種植在爪哇、婆羅洲、剛果地區以及西印度群島。在即將成熟前採收其果實。

適應症	歇斯底里、性焦慮、神經衰弱、女性更年期、學習障礙

配方：

☆蓽澄茄果實

作法：

每天將 5-10 顆蓽澄茄果實，平均分配在整天嚼食。

※ 蓽澄茄果實嚼食越多越久，口氣越清爽。會留下類似薄荷，舒適、清涼的感覺。除此之外也可研磨當成調味料。

聖賀德佳《醫藥書》

「服用蓽澄茄能降低其欲火，但也會使人精神愉悅、頭腦清晰、心地純潔……澄澈」

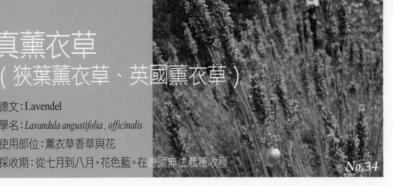

真薰衣草
（狹葉薰衣草、英國薰衣草）

- 德文：Lavendel
- 學名：*Lavandula angustifolia , officinalis*
- 使用部位：薰衣草香草與花
- 採收期：從七月到八月，花色藍。在德國無法栽種收穫。

No.34

薰衣草其實是來自地中海地區，但是常見於我們的花園，是香味濃郁的灌木。性喜陽光普照處。也種植在螺旋香草圃或岩石園中。根據栽種位置的不同，視生長處不同，高度可達 20–60 公分。花期從七月到八月，花色藍。

適應症　視力弱、蝨子

配方：

☆真薰衣草香草或薰衣草花

作法：

將真薰衣草香草和鮮花做成薰香枕，並常聞之。

聖賀德佳《醫藥書》

「真薰衣草性溫且乾，因汁液少，不適合食用，但有濃郁香氣。若長蝨子，常嗅薰衣草的香氣，蝨子便會死亡。此外，其香氣會使眼睛明亮。」

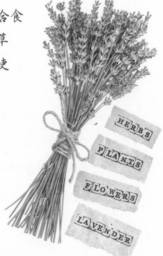

亞麻

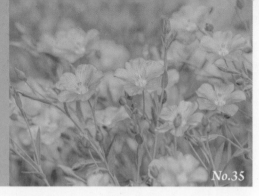

- 德文：Lein，Flachs
- 學名：*Linum usitatissimum*
- 使用部位：亞麻子
- 採收期：七月至八月

No.35

是一種古老的一年生植物，可長到 150 公分高。它的藍色花朵，是昆蟲喜歡飛來拜訪的對象，花期從六月至七月。亞麻需要良好的、溼度適中的土壤和陽光充足的位置。

適應症 1	燒傷、燙傷、皮膚輻射傷、晒傷、癌症放射治療輔助處方、核輻射傷

配方：

☆亞麻子 3 湯匙

☆水 1 公升

☆亞麻布

作法：

將亞麻子放入水中煮到大滾，過濾，冷卻。以亞麻子水浸溼亞麻布，放在患處。反覆取下亞麻布，用亞麻子水浸溼後，再貼敷，不讓亞麻敷布在皮膚上乾掉。用此敷布貼敷，直到疼痛消退。

聖賀德佳《醫藥書》

「亞麻性溫，不適合吃……若身上被火燙傷，將亞麻子放入水中，用大火熱煮，再將一塊亞麻布放入浸泡，放到燙傷處，即會將燒燙傷吸出。」

適應症 2　腰部刺痛、脾和肝區疼痛

配方：

☆亞麻子 3 湯匙滿

☆水 1 公升

☆亞麻布

作法：

將亞麻子放入水中，覆上蓋子，煮約 5 分鐘後離火，趁熱過濾，然後稍加冷卻。將亞麻布放入現在稍微黏稠的煎劑中浸泡，再覆蓋在疼痛的部位。每隔十分鐘更換一次敷布。

聖賀德佳《醫藥書》

「……但若腰部疼痛，可將亞麻子放入水中煮，取一塊亞麻布浸泡此水。將浸泡過的亞麻布，不帶亞麻子，放在疼痛的部位，疼痛就會減輕。即使是強烈疼痛，也會逐漸消退……」

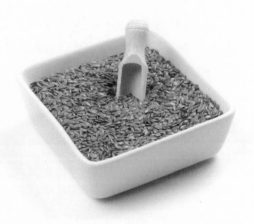

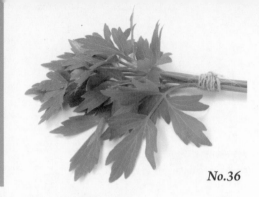

圓葉當歸
（歐當歸）

- 德文：Liebstöckel
- 學名：*Levisticum officinale*
- 使用部位：圓葉當歸香草
- 採收期：四月至十月

No.36

又稱獨活草，是香氣濃郁的多年生草本植物，高約 130–180 公分。花期在七月和八月，需要陰涼處與適度溼潤的土壤。

適應症 1	頸動脈腫脹（高血壓？過敏性反應？）、甲狀腺亢進

配方：

☆圓葉當歸 45 公克

☆金錢薄荷 50 公克

作法：

將金錢薄荷與圓葉當歸放在水中煮約 5 分鐘，瀝乾，將藥草溫熱地圍在脖子上，以圍巾固定，停放 2-3 個小時。

剛開始的一週裡，每天使用，之後每週 3-5 次。

🌿 聖賀德佳《醫藥書》

「若頸部腺體疼痛，以致血管腫脹，可取圓葉當歸與多一點的金錢薄荷，同時放入水中煮。將水倒出後，趁溫將藥草圍繞在脖子上固定，因為是頸部的血管過度擴張，病就得痊癒。」

適應症 2 咳嗽、胸膜炎

配方：

☆圓葉當歸 5 公克

☆鼠尾草 5 公克

☆小茴香 20 公克

☆葡萄酒 1/2 公升

作法：

將這些新鮮藥草放入葡萄酒中，直到葡萄酒吸收了複方藥草的味道（約 1-2 天），過濾，然後在餐後喝滿滿一烈酒杯量的加溫葡萄藥酒。

🌿 聖賀德佳《醫藥書》

「若因胸口疼痛而咳嗽，可取等量的圓葉當歸與鼠尾草，雙倍於前兩者的小茴香，放入優質的葡萄酒中，讓葡萄酒吸收藥草的味道，然後扔掉藥草，將藥酒溫熱，餐後趁溫喝，直到痊癒為止。」

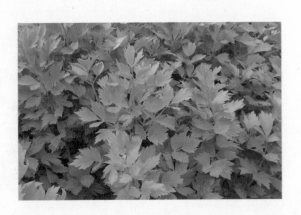

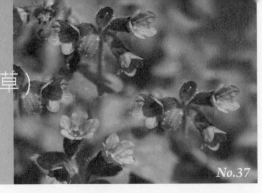

肺形草
（耶路撒冷鼠尾草）

· 德文：Lungenkraut
· 學名：*Pulmonaria officinalis*
· 使用部位：肺形草
· 採收期：四月至八月

No.37

多年生植物，可以長到約 30 公分高，喜愛有蔭的地方。肺形草要長得好，需要潮溼的環境。花期在四月與五月，花色泛紅和紫。可栽種在籬笆或是灌木叢下。

適應症　肺水腫、呼吸困難、肺氣腫、緩解哮喘

配方：

☆肺形草 3 尖湯匙

☆葡萄酒 1 公升

作法：

將肺形草放入葡萄酒煮約 5 分鐘，過濾，趁熱裝入消毒過的玻璃瓶中。

每天在每餐前喝 1-2 個烈酒杯量的葡萄酒（要先溫酒）。

※ 使用肺形草酒是個長期治療，必須服用幾個月之久，才能根治疾病。

🌿 聖賀德佳《醫藥書》

「肺形草性寒且乾燥，對人益處不多。但若肺腫脹，導致咳嗽，而且很難吸到空氣，可將肺形草放入葡萄酒中熱煮，經常空腹服用，就會康復。」

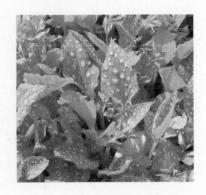

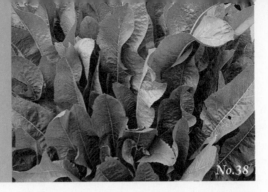

辣根

- 德文：Meerrettich
- 學名：*Armoracia rustica*
- 使用部位：辣根葉片
- 採收期：從五月至七月

No.38

是一種古老的香料亞灌木，幾乎見於所有老農舍花園裡。喜歡陽光充足的地方，高達 1 公尺的長柄葉需要大量空間。花期從五月到七月，視其所在的位置而定。在德國雖然通常只使用其主根，但聖賀德佳將辣根葉視為藥材。

適應症 1 心臟疼痛、心痛、呼吸急促伴有心臟疼痛

配方：

☆辣根葉片粉末 20 公克

☆高良薑粉 20 公克

作法：

混合兩種粉末，以刀尖取 2-3 撮放在麵包上，在早餐後，然後在每餐前後，好好咀嚼。這樣，有效成分就會透過口腔黏膜吸收，很快產生效果。

🌿 **聖賀德佳《醫藥書》**

「……當辣根還翠綠時，應該放在陽光下乾燥，然後混合等量的高良薑粉。若患心臟疼痛，可在餐後或空腹時服此粉末，就會得到改善……」

配方：

☆辣根葉片粉末 20 公克

☆高良薑粉 20 公克

☆葡萄酒約 50 毫升

作法：

混合兩種粉末，每餐飯前飯後，用刀尖取 1-2 撮放入微溫的葡萄酒或溫水中服用。

🌿 **聖賀德佳《醫藥書》**

「……若肺部疼痛，可空腹或於餐後將粉末放入溫葡萄酒或溫水中服用，便得痊癒。」

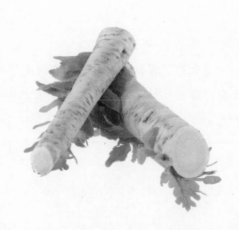

歐前胡

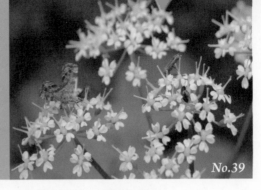

- 德文：Meisterwurz
- 學名：*Imperatoria ostruthium*

No.39

•使用部位：歐前胡主根	•使用部位：歐前胡葉
•採收期：秋天	•採收期：開花前或開花期

多年生植物，可長至 30–100 公分高，需要潮溼的土壤。花期在七至八月，開小白花。應該只栽種在陽光充足的地方。

> **適應症**　任何原因引起的發燒

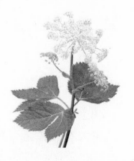

配方：

☆歐前胡（主根與葉均可）　2 湯匙

☆葡萄酒 1/4 公升

作法：

1. 將搗碎的歐前胡放入酒杯裡，用 1/8 公升的葡萄酒覆蓋住藥草，浸泡過夜。隔天早上，再添加 1/8 公升的葡萄酒，每餐餐前喝一口。

2. 歐前胡藥酒可以放在冰箱裡長期保存，隨時可喝。

※ 聖賀德佳在文本中並未寫道，必須使用乾燥的歐前胡，因此我們猜測是使用新鮮摘採、切碎的歐前胡主根來治療發燒。

🌱 聖賀德佳《醫藥書》

「歐前胡性溫，可治發燒，無論是什麼樣子的發燒。將歐前胡適度搗碎，在搗碎與磨碎後，倒入半杯葡萄酒，淹過歐前胡最上端的部位，浸泡過夜，隔天早上再添加葡萄酒，然後空腹喝，這樣做三或五天，就會痊癒。」

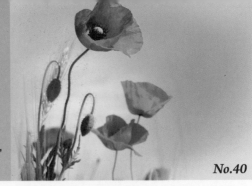

罌粟

- 德文：Mohn
- 學名：*Papaver somniferum*
- 使用部位：食用罌粟種子
- 採收期：無法自行採收。在德國，種植罌粟花需要申請許可證

No.40

一年生植物，約 50–100 公分高。需要太陽充足的地方，適度潮溼的土壤。花色為白－紫色，也有接近紅色的。我們所需的種子通常用於榨油或作烘焙的佐料。

| 適應症 | 睡眠障礙、搔癢、有助所有皮膚病的止癢 |

配方：

☆罌粟子

作法：

晚上吃 1-2 湯匙的罌粟種子（生食或煮熟皆可）。罌粟餅乾也可以有「治療」效果。

🌿 聖賀德佳《醫藥書》

「服食罌粟種子，有助睡眠、止癢、抑制猖狂的蝨子與蝨卵。水煮後可食用，但是生食比熟食療效佳。」

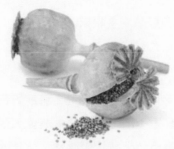

※ 注意：罌粟及其種子在台灣是不合法的，一概禁止。

肉豆蔻

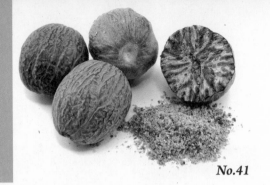

- 德文：Muskatnuss
- 學名：*Myristica fragrans*
- 使用部位：肉荳蔻堅果
- 採收期：在德國不可能

No.41

肉荳蔻樹高可達約 20 公尺。種植在南美、東非、印尼、爪哇和蘇門答臘。

適應症 1 憂傷、懶洋洋、重振沉悶感、清血、神經病變

配方：

☆肉荳蔻粉 45 公克

☆桂皮粉 45 公克

☆丁香花粉 10 公克

☆丁可小麥麵粉 1000 公克

☆蔗糖 300 公克

☆奶油 500 公克

☆雞蛋 4 顆

☆鹽 1 撮

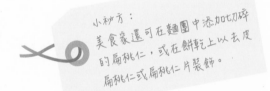

小祕方：
美食家還可在麵團中添加吃碎
的扁桃仁，或在餅乾上以去皮
扁桃仁或扁桃仁片裝飾。

作法：

混合香草粉末，拌入麵粉中，並與其餘配料揉成麵團，冷置，烘烤成餅乾（攝氏 180 度，約 5-8 分鐘）視餅乾大小，在一天當中，分散在不同時間吃 4-8 塊。

🌿 聖賀德佳《醫藥書》

「若食用肉豆蔻，會敞開心門，淨化頭腦，使人理智清明。將肉豆蔻磨成粉，加上等量的錫蘭肉桂粉與少許丁香，加入麵包粉與水，作成小蛋糕。常吃，會吸收心靈與腦中的苦，打開遲鈍的感官，讓你精神開朗，減少體內所有有害的體液。」

神經紊亂、神經衰弱、精神分裂症、頭部區域的硬
化症狀

配方：

　☆肉荳蔻粉 30 公克

　☆高良薑粉末 60 公克

　☆搗碎鳶尾花根 20 公克

　☆搗碎車前草根 20 公克

　☆鹽

　☆水

作法：

　將這堆複方香草放入 1/2 公升水中，約煮 10 分鐘，加入鹽調
味即可。每日兩次，各喝一碗。每日要熬新鮮的煎劑。

聖賀德佳《醫藥書》

　「……若腦部有麻痺現象，可以將肉荳蔻和兩倍分量的高良薑磨
成粉，加上等量鳶尾花根部與車前草根，搗碎，加些許鹽。用這些
佐料熬一道煎劑，
一天可喝1-2次，直
到痊癒。」

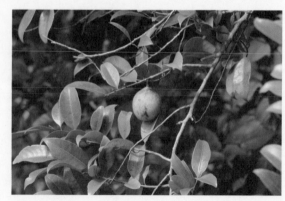

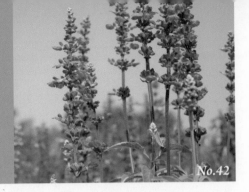

快樂鼠尾草

- 德文：Muskateller-Salbei
- 學名：*Salvia sclarea*
- 使用部位：葉或香草
- 採收期：開花前及開花時

No.42

兩年生香草植物，可長至 90–120 公分高。需要乾燥的腐質土壤和全日照的位置。花期七至八月，開紫色花朵，蜜蜂喜歡造訪。因花色鮮艷，可單獨種植。

適應症 1 頭痛

配方：

☆快樂鼠尾草一手可抓的分量

☆水

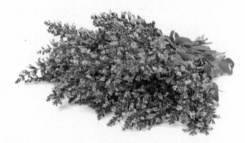

作法：

將新鮮或乾燥的快樂鼠尾草在水中慢火煮約 5 分鐘，濾去水分，將溫熱的藥草放在頭上，用布蓋起來，用帽子或額帶固定。將藥草放在頭上過夜。

🌿 聖賀德佳《醫藥書》

「若患頭痛，也可用水煮快樂鼠尾草，將水擠出後，趁溫將藥草環放在頭部，用布包起來，然後入睡，頭痛就會好轉。」

適應症 2　慢性胃黏膜炎、胃痛、胃脹

配方：

☆快樂鼠尾草 45 公克

☆普列薄荷 15 公克（參考第 123 頁）

☆小茴香 5 公克

☆葡萄酒 2 公升

作法：

1. 將快樂鼠尾草、普列薄荷、小茴香加入葡萄酒慢火同煮 3 分鐘，添加蜂蜜，再度煮沸後關火，過濾，並趁熱裝入消毒過的瓶子裡。

2. 每頓餐後喝一個烈酒杯量的藥酒，約 1-2 小時後，再喝下滿滿一烈酒杯的藥酒，入睡前再喝一杯。

🌿 聖賀德佳《醫藥書》

「若胃部虛弱，吃東西後容易長膿，可取快樂鼠尾草，取 1/3 分量的普列薄荷，如普列薄荷 1/3 分量的小茴香，放入優質的葡萄酒內熱煮，加入少許的蜂蜜，用布過濾，經常在飯後與午夜前服用，胃部就會漸漸痊癒，病人就會有胃口。」

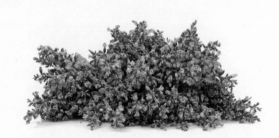

小白菊
（解熱菊）

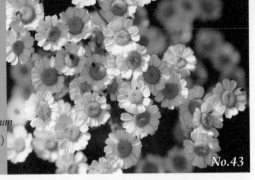

- 德文：Mutterkraut
- 學名：*Chrysanthemum parthenium*
- 使用部位：地上部分 (莖、葉、花)
- 採收期：六月至八月

No.43

多年生灌木，高度約 30–80 公分，黃色花心及白色花瓣，可長到 1.5–2 公分寬，一個鬆散的傘形狀圓錐花序上可能長滿高達 30 朵花。花期六至九月。農村的花園裡常見。

| 適應症 | 腹部疼痛、月經來潮不適、月經不順 |

配方：

☆新鮮小白菊葉片或乾燥小白菊 1 茶匙

☆葵花子油、奶油或酥油 1-2 湯匙

☆優質丁可小麥麵粉 1-2 湯匙。

☆水 300-500 毫升

作法：

首先，切碎小白菊，放到脂肪和水中煮沸，之後和入麵粉（避免麵粉結塊），煮沸後，可加少許鹽調味，每天至少服用一次。

※ 在急性經痛時，也可以用聖賀德佳所說的拔罐法來緩解經痛。

🌱 聖賀德佳《醫藥書》

「小白菊性溫，汁液能令人舒服，對內臟疼痛，是一劑良藥。若內臟疼痛，可將小白菊用水和動物脂肪或油同煮，再加入上好的麵粉，熬煮成濃湯來喝，可治癒五臟六腑。若婦女月經來潮，應如上所述烹煮並服食此湯，可舒適地、輕易地潔淨黏液和體內的汙穢，隨經血排出。」

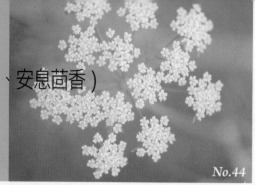

孜然
（又稱阿拉伯茴香、安息茴香）

- 英名：Mutterkümmel
- 學名：*Cuminum cyminum*
- 使用部位：孜然果實
- 採收期：在德國無法採收

No.44

一年生植物。花期從七月到八月。可以長到 40–60 公分高。長在腐植、溼度適中的花園土壤和全日照的地方。但在臺灣地區不易種植。

適應症 1 乳酪消化不良、乳酪過敏、助消化

配方：

☆孜然粉末

作法：

將少許的孜然粉末灑在有乳酪的餐點上。

※ 基本上，任何乳酪餐點都該搭配孜然食用，因為可確保消化良好、順暢。這一點對孩童尤其重要！

🌿 **聖賀德佳《醫藥書》**

「……若想吃烹煮或焗烤過乳酪，灑上孜然，就可避免疼痛，能盡情享用。」

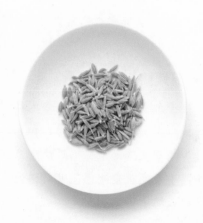

適應症 2　噁心、嘔吐、妊娠嘔吐、胃痛

配方：

☆孜然粉 36 公克

☆辣椒粉 12 公克

☆黑胡茴芹（Bibernelle）粉末 9 公克

作法：

混合這些粉末，保留約 1/3，以便將它灑在麵包上食用。用其餘混和的粉末作孜然餅乾。為此，我們取丁可小麥粉（200 公克），2-3 個蛋黃，少許水和粉末混合物，混和揉成扎實的麵糰，做成餅乾，放在 200℃ 的烤箱當中烘烤（約 5-8 分鐘）。每天吃 3-5 枚，如有需要，可以多吃。

🌱 聖賀德佳《醫藥書》

「……若常感噁心，可將孜然與 1/3 分量的黑胡椒和 1/4 分量的虎兒草茴芹相混，磨成粉末，混入純淨的麵包粉一起倒入小麥麵粉。加上蛋黃與一些水，做成小蛋糕或餅乾食用。也要吃灑在麵包上的藥粉。這會抑制在臟腑中的溫性與寒性體液，此二者體液會引起反胃。」

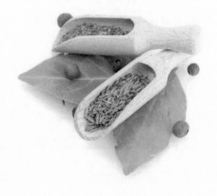

配方：

☆孜然 20 公克

☆胡椒粉 5 公克

☆蛋黃 1 個

作法：

1. 將一刀尖的孜然－胡椒混合粉末，加入一顆打散的蛋黃中攪拌，再倒入半個蛋殼中，放在火上（燭火、酒精爐，瓦斯火焰上）烘烤。

2. 病人吃過一點丁可小麥白麵包後，可以給他烤好的孜然「止瀉蛋」服用。每天 2-3 次，直到腹瀉治癒。

🌿 聖賀德佳《醫藥書》

「……若患腹瀉，將蛋黃打到碗裡，攪碎，加入孜然、少許黑胡椒，再放回蛋殼中，放在火上烤。讓病人在吃完丁可小麥麵包後食用。這段期間，病人所吃的東西，應該是溫暖、溫和的，即年輕母雞，其他嫩的肉類與魚。鯡魚和鮭魚、鱒魚，都要避免；就連牛肉和奶酪，生與粗的蔬菜，韭菜、黑麥和大麥麵包都不要吃，除了烤梨子。葡萄酒應該喝。」

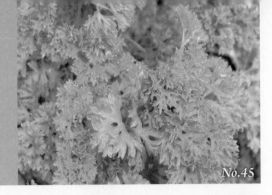

香芹

- 德文：Petersilie
- 學名：*Petroselinum crispum*
- 使用部位：香芹香草
- 採收期：五月至九月

No.45

◎ 香芹是一種蔬菜，又有巴西利、巴西里、洋香菜、歐芹、洋芫荽或番芫荽、荷蘭芹等名稱。兩年至多年生植物。生長在腐植、溼度適中的花園土壤、全日照到半日照的地方。香芹分兩種：葉菜香芹、根菜香芹。

◎ 葉菜香芹又因葉子不同形狀分為：植株香芹、皺葉香芹與平葉香芹，每種葉菜香芹都適合當草藥。必要時也可使用根菜香芹。

| 適應症 1 | 心痛、脾臟疼痛、憂鬱、憂鬱症、入睡障礙、心肌梗塞後的輔助治療處方 |

配方：

☆帶葉香芹莖 7-10 枝

☆葡萄酒醋 1-2 湯匙

☆蜂蜜 50-150 公克

☆葡萄酒 1 公升

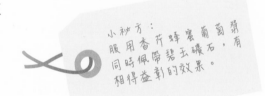

小祕方：
服用香芹蜂蜜葡萄弱
同時佩帶碧玉礦石，有
相得益彰的效果。

作法：

將香芹放入葡萄酒中，再加入少許的醋（或水果醋），煮滾後用小火熬煮 5 分鐘，然後加入蜂蜜，用小火燉約 5-7 分鐘。此為製作好的強心酒，用布將它過濾，並趁熱裝入消毒過的瓶子。

※ 每日喝 2-3 次，每次喝 1-3 個烈酒杯的量。

🌿 聖賀德佳《醫藥書》

「若心臟或脾臟痛、腰痛，可以葡萄酒煮香芹，添加少許葡萄酒醋和足夠的蜂蜜，用布過濾。經常喝，便會痊癒。」

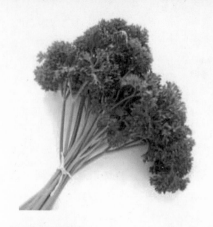

適應症 2 痛風、風溼、關節炎、骨關節炎、痛風節點、背痛、坐骨神經痛、酒後或喝過量液體後的痛風發作

配方：

☆香芹 10 公克

☆芸香 40 公克

☆橄欖油或公獸油脂

作法：

混合所有的藥草，放在平底鍋裡，加入足夠的脂肪或橄欖油，仔細煎烤一下。將藥草儘可能趁熱放在疼痛部位，用布固定。

※ 這個藥草包要放到疼痛明顯緩解後，但至少需放約一小時。新鮮或乾燥的藥草都可使用。

聖賀德佳《醫藥書》

「若肌肉鬆軟，又不節制飲酒，而導致了四肢痛風，應取香芹、四倍分量的芸香，放進裝有橄欖油的碗中，稍微烘烤一下，如果無法取得橄欖油，可用公獸的油脂烘烤。這些藥草要儘可能趁熱，放到疼痛的部位上面，然後用布覆蓋、固定起來。香芹汁液的冷性，會抑制腫脹的痛風體液，辛辣芸香汁液的暖性會集中這些體液，不至過度增加，橄欖油或公獸油脂則滲透、分解它們。要有這種效果，必須以上述方法混合這些藥草。」

| 適應症 3 | 麻痺現象、肌肉萎縮 |

配方：

☆新鮮香芹 15 公克

☆新鮮小茴香 15 公克

☆新鮮鼠尾草葉 10 公克

☆含百葉薔薇花瓣的橄欖油

作法：

1. 將所有藥草放在研缽中搗碎，加入足夠的橄欖油，讓所有的

2. 藥草充分潤溼。將藥草揉在患處，塗抹，並以大麻敷布覆蓋，用繃帶固定。

3. 每天換一次藥，藥材量可以視患處面積有所不同，但是藥草的比例，不應改變。

🌿 聖賀德佳《醫藥書》

「若受麻痺現象所苦，取等量的香芹與小茴香，稍少的鼠尾草，放在研缽中適度地搗碎，然後加入含百葉薔薇花瓣的橄欖油，放在患處，用布固定起來。」

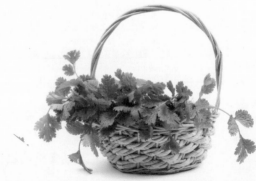

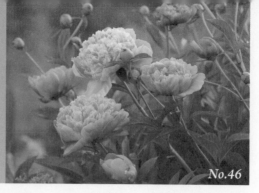

荷蘭芍藥
（藥用芍藥）

- 德文：Pfingstrose
- 學名：*Paeonia officinalis*
- 使用部位：荷蘭芍藥的根部與種子
- 採收期：夏季

No.46

農人花園中備受喜愛的大花灌木，因此也被稱為「農人的玫瑰」。可以長到約 50 公分高，花期是五、六月，在聖神降臨期前後，因此有「聖神降臨玫瑰」的雅號。

適應症	頭部、胸部多黏液、支氣管炎、口臭（呼吸惡臭）

配方：

☆新鮮荷蘭芍藥根部 20 公克

☆荷蘭芍藥種子約 1 茶匙

☆葡萄酒 1 公升

作法：

1. 將新鮮的荷蘭芍藥根部切成薄片（可用切菜機），加入種子，一起放到葡萄酒內，加熱到沸騰，再小火熬煮 3 分鐘，每日 3-5 次，每次喝一小口（約一茶匙或一個烈酒杯的量，視年紀與體重增減）。

2. 煮過的根部與種子可以放在溫暖通風的地方乾燥。

※ 根據聖賀德佳的文本，還可以使用三次。下一次製作藥酒時，只要將根部與種子放入葡萄酒中，加熱到沸騰即可。

🌿 聖賀德佳《醫藥書》

「但若頭部、胸部有大量黏液，因此吐出多痰，呼吸也有臭味，可將荷蘭芍藥的根部切成小片，加上種子，放入葡萄酒內煮沸，經常適度喝此溫酒，頭部與胸部就會潔淨，呼吸也會有好氣味。在他喝這藥酒後，可以重複使用這些荷蘭芍藥多達三次。」

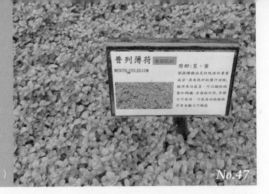

普列薄荷

- 德文：Poleiminze
- 學名：*Mentha pulegium*
- 使用部位：所有地面上的植物
- 採收期：七月至九月

（台東聖母醫院賀德佳草藥園）

No.47

多年生植物，只有約 20-40 公分高，其特殊氣味很容易與其他種類的薄荷區別。可透過地面上的末梢分枝迅速地長滿遍地。種在蜜蜂活動的環境中，養蜂人應該將其視為「蜜蜂飼料」。花期在八至九月間，開紫色小花。

| 適應症 1 | 食慾不振、胃寒、大小便失禁、弱視 |

配方：

☆普列薄荷粉 1 湯匙

☆葡萄酒醋 200 公克

☆蜂蜜 200 公克

作法：

1. 將蜂蜜與葡萄酒醋放在有蓋的玻璃瓶中混合，將加入的普列薄荷粉攪拌，即製作完成。

2. 每天多次在飯前啜飲 1 茶匙至 1 湯匙滿滿。如果覺得普列薄荷醋太嗆，可加水稀釋再喝。

🌱 聖賀德佳《醫藥書》

「普列薄荷有令人舒服的暖性，但其性依然屬溼，內含下列 15 種香草的力量，即：莪朮、丁香花、高良薑、薑、羅勒、紫草（Beinwell）、肺形草、馬兜鈴（Osterluzei）、西洋蓍草、青蒿（Eberraute）、歐亞多足蕨（Engelsüß）、龍芽草（Odermennig）、

茅草（Stur）、鸛嘴花（Storchenschnabel）、水薄荷（Bachminze）。這些香草都可治各種發燒⋯⋯將普列薄荷磨成粉，倒入等量的醋與蜂蜜中，經常空腹喝，就是啜飲，可潔淨胃部，使眼睛明亮⋯⋯」

適應症 2　胃寒、消化不良、腹脹、治療胃炎的輔助食品

處方一：

☆新鮮的普列薄荷

☆少許鹽

作法：

每天數次，用一片新鮮薄荷葉沾一小撮鹽，慢慢咀嚼。

處方二：

☆新鮮或乾燥的普列薄荷葉或粉末，分量視口味而定

☆母雞肉、牛肉、綿羊肉或山羊肉

☆水

☆葡萄酒

作法：

將肉在水中以小火慢慢（2-3 小時）熬煮成高湯，加鹽和普列薄荷調味。

※ 根據聖賀德佳的看法，水煮的肉比煎烤的肉容易吸收。因此為了不要毀壞普列薄荷的藥效，肉不應煎烤，而是水煮，加一點葡萄酒，也許可以再加一點葡萄酒醋。

🌿 **聖賀德佳《醫藥書》**

「……若胃寒，常生吃普列薄荷葉加鹽，就是吃肉時只附普列薄荷當唯一的調味料，可暖胃。即使胃中充滿毒素，發膿，亦得潔淨、痊癒。」

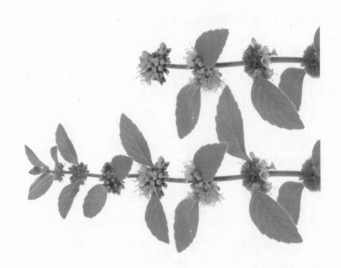

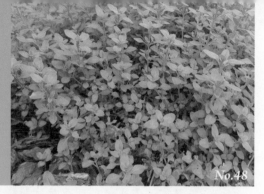

紅花百里香

- 德文：Quendel
- 學名：*Thymus serpyllum*
- 使用部位：紅花百里香香草
- 採收期：六月至八月

No.48

多年生的常綠香草，高度可達 10–25 公分。花期在七月至九月之間，開粉紅色花朵，蜜蜂喜造訪採蜜。由於對土壤與土壤溼度不挑剔，因此可用來綠化屋頂，或栽種在石頭園裡。在野生環境中，常見於向陽山坡地、農田邊界和路旁。

適應症 1　皮疹、神經性皮炎、溼疹、皮炎、痤瘡

配方：

☆紅花百里香粉末

作法：

烹調食物時，添加紅花百里香當調味香草。適合放到肉、魚與蔬菜料理中。

聖賀德佳《醫藥書》

「紅花百里香性溫、中庸。若皮肉生病，常生疥癬，可常服食紅花百里香，無論與肉、粥一起煮皆可，皮肉會從內痊癒而潔淨。

適應症 2　皮膚起疹、皮膚不好

配方：

☆紅花百里香香草 30 公克

☆山羊、綿羊或牛脂肪 70 公克

作法：

1. 每日 2 次在受影響的皮膚塗抹薄薄一層。

2. 在研缽中儘可能地將紅花百里香搗得細碎，攪拌入加熱後的液態脂肪裡。任混合物冷卻，讓藥效隔夜滲透。

3. 為了讓藥膏漂亮，第二天早上可再次將脂肪加熱，將藥草部分用篩子濾淨，攪拌脂肪，直到凝固。（軟膏劑的製作參閱 242 頁）。

🌿 聖賀德佳《醫藥書》

「若患小疥癬，搔癢不已，可將紅花百里香與新鮮油脂一起搗碎，做成藥膏，塗抹患處，就可痊癒。」

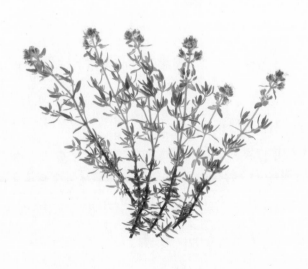

配方：

☆紅花百里香粉末 1-2 湯匙（視口味而定）

☆丁可小麥麵粉 500 公克

☆少許鹽

☆按照所需的水

用法一：

將所有的配料放在碗裡，混合在一起，形成一個可以揉的麵糰，然後擀成薄皮，然後切成小方塊，或矩形。之後用大約 150-180℃ 烤約 5 分鐘。每天多次吃幾塊。

※ 雖然聖賀德佳在文中並未明確提到餅乾須烤過，但似乎理應如此，也合乎邏輯，因為必須這樣做，才能做成小蛋糕。紅花百里香餅乾可在店家購得。

用法二：

另外一種選擇方式是：將麵團做成麵餅，用少許油在平底鍋裡煎熟。

🌱 **聖賀德佳《醫藥書》**

「若腦部患病，覺得頭腦空空，可將紅花百里香磨成粉，在水中與精緻麵粉（麵包粉）混合，做成小蛋糕。常吃，會改善腦部狀況。」

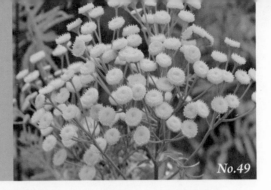

艾菊

- 德文：Rainfarn
- 學名：*Tanacetum vulgare*

No.49

•使用部位：艾菊汁液　　•使用部位：艾菊葉粉末（不帶花朵）

•採收期：五月至七月　　•採收期：開花前和七至八月開花期間

多年生草本植物，高達 160 公分，需要陽光充足、乾燥的地方。花期為七至九月，開出排列的小黃花頭。屬於雜草的植物，常見於鐵路路堤、道路旁與森林邊緣和廢墟堆。

適應症 1　男性和女性的尿液滯留，前列腺肥大（老年男性的疾病）

配方：

☆艾菊汁液 50 毫升

☆葡萄酒 1 公升

作法：

1. 將艾菊汁液與葡萄酒混合，每日 3 次，喝滿滿一個烈酒杯的量。

2. 艾菊汁液可自製，只取其葉片。

3. 艾菊汁液可以 1：1 的比例，與成分 90％酒精混合、保存，或一份一份冷凍起來。

🌿 **聖賀德佳《醫藥書》**

「艾菊性溫，有些許淫氣，治所有多餘與外流的體液……若排尿不順，好似被結石所逼迫，將艾菊搗碎，用布過濾汁液，加入足夠的葡萄酒，經常喝，排尿不順就會解決，尿能順暢排出。」

※注意：在這裡我們要特別指出，德國聯邦衛生局（ＢＧＡ）並不推薦使用艾菊於治療當中。因此使用這一個和其他處方時，必須要徵詢醫生或自然療法師的建議，以權衡可能出現的風險和副作用，決定個別的劑量，特別是要避免未受監控的治療對人體健康可能造成的損壞。

若真是膀胱結石阻塞了尿路，導致排尿不順，或因腫脹（腫瘤）引起這些症狀，艾菊無效。

適應症 2　咳嗽有痰、鼻炎、粘膜炎

配方：

☆艾菊葉粉末（不帶花朵）一小撮

作法：

1. 用艾菊粉末為少量的湯、穀類食物或肉類食物調味，然後食用。

2. 也可以在蘋果泥中放入艾菊粉末。

※ 艾菊粉末不可放入乳製品中食用！牛奶與乳製品會在人體內製造很多黏液，若患多痰的疾病，一定要放棄乳製品。

聖賀德佳《醫藥書》

「若因感冒而咳嗽，食用艾菊，無論是放在湯、餅、肉中，或任何方式，艾菊會抑制體液，讓體液不增反減。」

適應症 3　肺部多濃痰，無法咳出，乾咳，急性支氣管炎，哮喘的支持性處方

配方：

☆艾菊粉（無花）1/2 茶匙

☆丁可小麥麵粉 2-3 湯匙

☆水約 250 毫升

☆少許鹽

作法：

將所有一切在水中攪拌均勻、煮滾，每天吃滿滿一咖啡杯的量。

聖賀德佳《醫藥書》

「若乾咳，用細麵粉與艾菊煮成湯，經常服食，咳嗽中的燥性與內在潰瘍就會分解，有痰的話，痰就會咳出，人就會好轉。」

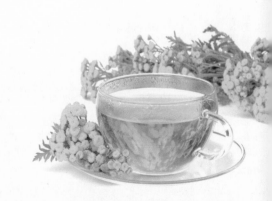

芸香

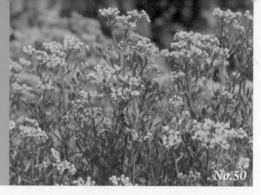

- 德文：Raute
- 學名：*Ruta graveolens*
- 使用部位：芸香葉片
- 採收期：生長季節

No.50

多年生植物，高 60–80 公分，喜歡陽光充足的地方，也可以在乾燥的地方生長。花期六、七月，黃色花朵是蜜蜂喜歡拜訪的花朵。

適應症 1	胃痛、胃脹、憂鬱、（熱潮紅？）

配方：

☆芸香葉片 2-5 片

作法：

飯後嚼食新鮮的芸香葉片。

如果花園裡沒有芸香，可以買芸香嚼片。餐後放 1-3 片在舌上，慢慢溶化。

🌿 聖賀德佳《醫藥書》

「如果在餐後生食芸香，會壓制人體血液中不當的燥熱、減輕憂鬱、減緩（胃部）疼痛，尤其在飲食後所感到的疼痛。」

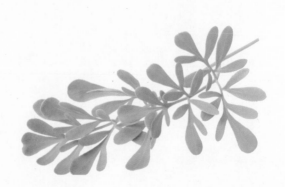

適應症 2 ｜ 腎臟疼痛（腎盂發炎）

配方：

☆芸香 20 公克

☆洋艾 20 公克

☆熊脂肪 60 公克

作法：

將芸香與洋艾細切，在研缽裡仔細搗碎，加入軟化的熊脂肪，混合在一起。在開放的火光之下，用此藥膏在腎臟和腰部用力摩擦五分鐘，直至皮膚明顯地發紅。

※ 開放的火光可以來自打開的火爐門中，或是營火，花園中的烤肉爐，或是壁爐，但必須是木頭燃燒所造成的熱量。

聖賀德佳《醫藥書》

「若腎臟或是腰部偶而疼痛，經常是因胃部疾病所引起的，可取等量芸香與洋艾，添加較多的熊脂肪混合，仔細搗碎。然後用此膏藥在火旁用力地按摩腎臟與腰部感覺疼痛的部位。」

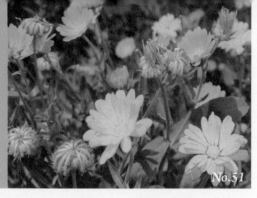

金盞菊

- 德文：Ringelblume
- 學名：*Rcalendula Officinalis*
- 使用部位：金盞菊的花
- 採收期：開花期

No.51

是德國當地最常見到的花種之一。一年生，但自己就會廣散種子，因此來年又會有很多年輕植物出現在花園裡。在陽光充足，適度潮溼的地方，可長到約 60 公分高。花期從六月到十月，可以美化花園。昆蟲喜歡拜訪其橘色花朵。如果條件有限，也適合栽種在陽台上。

適應症	食物中毒、蕈類中毒、化學物品中毒、藥物中毒、沙門氏病菌、胃炎

處方一：

☆金盞菊的花（可帶花萼或去花萼）1-2 把

☆水 1/2 公升

作法：

金盞菊在水中煮 5 分鐘，過濾，將金盞菊花趁熱敷在胃部。

處方二：

☆金盞菊的花朵 1 把

☆葡萄酒 1/4 公升

作法：

將葡萄酒加溫，離火，放入金盞菊花，再加溫，但不要煮沸！將金盞花過濾，然後小口小口啜飲溫酒。

聖賀德佳《醫藥書》

「如果在餐後生食芸香，會壓制人體血液中不當的燥熱、減輕憂鬱、減緩（胃部）疼痛，尤其在飲食後所感到的疼痛。」

※ 每次自療之前，必須要先徵詢醫生或是自然療法師的意見，從一開始就要避免任何可能因為錯誤治療所導致的傷害！

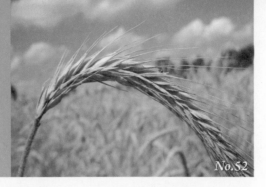

裸麥
（黑麥）

- 德文：Roggen
- 學名：*Secale cereale*
- 使用部位：黑麥麥子
- 採收期：八月

No.52

在德國，黑麥是製作麵包的重要穀物。黑麥麵包或裸麥粗麵包都是用黑麥麵粉做成的。通常大量種植在田地，可長到兩公尺高。可以從垂掛在麥穗上的修長麥芒認出。麥桿比其他穀物結實，常用於編織。

適應症　　癤、痤瘡

配方：

☆黑麥麵包

作法：

用一層薄薄的大麻布蓋住患處，再取一塊黑麥麵包片（必須是純黑麥麵粉做的），在火邊加溫，趁熱放上，可放置一整夜，或加以固定。這個方法不斷重複，直到患處痊癒。

聖賀德佳《醫藥書》

「若身體患癤病，無論是哪一種，都可以將黑麥麵包放在火上加熱，或從烤箱溫熱取出，剝開，放置在癤上，黑麥的溫暖力量會根除癤，讓它消失。」

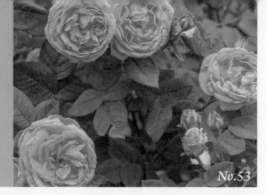

百葉薔薇

- 德文：Rose
- 學名：*Rosa centifolia*
- 使用部位：百葉薔薇花朵和葉
- 採收期：開花期間
- 使用方法：當作草藥的添加劑

No.53

高約 2 公尺，需要適度溼潤的土壤，陽光充足的地方，在半遮蔭的地方也可。花期於六月至八月間，白色到紅色的花朵點綴著百葉薔薇花灌木。提供給昆蟲花蜜和花粉。百葉薔薇油若不收集，留在灌木上，則是鳥類冬天的飼料。

百葉薔薇油配方：

☆橄欖油

☆百葉薔薇花瓣和
　百葉薔薇花葉片

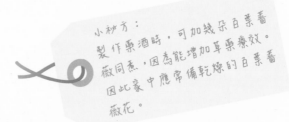

小祕方：
製作栗酒時，可加幾朵百葉薔薇同煮，因為能增加草栗療效。因此家中應常備乾燥的百葉薔薇花。

作法：

1. 製作百葉薔薇油，需要一個帶卡鎖蓋的廣口玻璃杯，倒入 1/4-1/2 公升的橄欖油。

2. 現在，取百葉薔薇花瓣（約 90％）以及百葉薔薇花葉片（約 10％），一點一點地放進橄欖油中浸泡。

3. 若油量不足以能夠吸收新的花朵，可以再添加橄欖油到容器，並繼續添加鮮花，直到玻璃瓶 4/5 滿。

4. 最後，橄欖油應淹蓋過百葉薔薇花葉片和百葉薔薇花朵兩個手指高。將玻璃瓶密封，放在太陽底下，每天搖晃一次。一週後擠出百葉薔薇花油，裝入深色瓶中，儲存在陰涼、避光處。

※ 此油可以用來當作藥膏的添加物，或者，當聖賀德佳在處方中提到需要使用橄欖油時，通常都可用來作為草藥的基底油。

聖賀德佳《醫藥書》

「百葉薔薇花也適用於浸漬貼敷、做成油膏塗抹，並適用於添加入所有的藥劑，可使增強藥效。如果添加百葉薔薇花，即使只加入少量，都會讓藥劑更充滿能量。」

適應症 1 | 暴怒、協助治療痛風

配方：

☆百葉薔薇花瓣與百葉薔薇花葉片 20 公克

☆鼠尾草葉片與鼠尾草花瓣 15 公克

作法：

1. 將百葉薔薇花為與鼠尾草放在太陽下晒乾，然後一起磨成粉。

2. 將此粉末混合裝進一個小罐子裡，隨身攜帶。

3. 發脾氣的時候，可以打開罐子，放在鼻下，吸入香草的香氣。不需要吸入粉末。

聖賀德佳《醫藥書》

「若性情易怒，取百葉薔薇花與少許鼠尾草磨成粉，當怒氣上升時，將粉末放在鼻下吸入香氣，因為鼠尾草可以安慰人，百葉薔薇花使人愉悅。」

配方：

☆新鮮的百葉薔薇花瓣

作法：

在清晨，在日出前或日出時，採一兩片新鮮的百葉薔薇花瓣，
放在閉合的眼瞼上。

🌿 聖賀德佳《醫藥書》

「百葉薔薇性寒，而這寒性組合有益人體。清晨或天將亮之
際，取一片（新鮮）百葉薔薇葉片，放在雙眼上頭。這會吸
出過多的溼氣（即眼脂），讓眼睛明亮。」

適應症 3　皮膚小潰瘍、小膿皰、面部護膚

配方：

☆將被清晨的露水浸溼的百葉薔薇花瓣放在皮膚患處至少
10-15 分鐘之久。

🌿 聖賀德佳《醫藥書》

「若身體有部位化膿，將百葉薔薇葉片放在患處，葉片就會將
黏液吸出。」

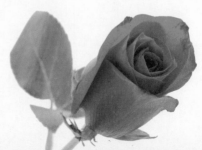

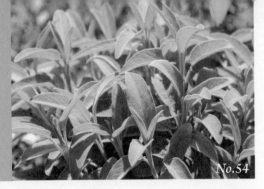

鼠尾草

- 德文：Salbei
- 學名：*Salvia officinalis*
- 使用部位：鼠尾草葉
- 採收期：開花前或開花期間

No.54

多年生灌木，高度可達 60–80 公分，喜愛陽光充足的地方，需要營養與不過於乾燥的土壤。藍色花朵是蜜蜂的好飼料，葉子是廚房常用的調味香料。

適應症 1　尿失禁、尿床

配方：

　　☆鼠尾草葉 3 茶匙

　　☆水 1/2 公升

作法：

將鼠尾草葉在沸水中煮約 5 分鐘後過濾，經常每天喝一杯溫暖的鼠尾草茶。

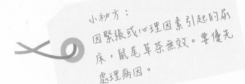

小祕方：
因緊張或心理因素引起的尿床，鼠尾草茶無效。要優先處理病因。

※ 聖賀德佳在《醫藥書》中也描述，無法控制排尿是由於「胃寒」。

🌿 **聖賀德佳《醫藥書》**

「若因為胃寒，無法忍住尿，可用水煮鼠尾草，以布過濾，經常趁溫喝，就會痊癒。」

因環境毒物造成的傷害（空氣汙染、有毒氣體，例如木材防腐劑）、全身不舒暢、腹脹、吃了「廚房毒物」（如草莓）

配方：

☆鼠尾草葉片或鼠尾草粉末

作法：

鼠尾草無論是生吃、熟食，或吃粉末，都會抑制體內的壞體液；但鼠尾草食用劑量不可過高，以免刺激可能的過敏反應現象。

聖賀德佳《醫藥書》

「對受壞體液所苦的人，生食或熟食鼠尾草皆有益，因能抑制壞體液。取鼠尾草，研磨成粉，灑在麵包上吃，會減少體內過多的壞體液。」

適應症 3 因空氣和環境汙染所引起的氣味困擾

配方：

☆新鮮的鼠尾草葉

作法：

將新鮮採摘的尾草葉片捲成小捲，塞入每個鼻孔內。

聖賀德佳《醫藥書》

「若因某些髒東西（外在因素、環境污染、腐爛氣味），而受惡臭之苦，可將鼠尾草放入鼻子裡，便有助他（忍受惡臭）。」

德國醫生愛用的
聖賀德佳香草植物養生寶典

適應症 4 | 食欲不振

配方：

☆鼠尾草葉 20 公克

☆茴芹（Kerbel）10 公克

☆大蒜 1-3 瓣

☆葡萄酒醋 500 毫升

作法：

1. 先將藥草切小，然後倒進大瓷研缽，加入一些葡萄酒醋搗
碎，拌入剩餘的葡萄酒醋，然後裝入可鎖緊的玻璃瓶中。

2. 如果嚴重缺乏食欲，只要經常將丁可小麥麵包浸泡此調味蘸
料食用，就會改善。

※ 比起甜食，這個調味處方更適合搭配辛辣的食物。節制用量，
避免鼠尾草可能引起的過敏反應。

🌿 **聖賀德佳《醫藥書》**

「若食慾不振，取鼠尾草、略少量的茴芹、一些大蒜，同時放進
葡萄酒醋中搗碎，做成調味蘸醬，將要吃的食物浸蘸其中，便有胃
口進食。」

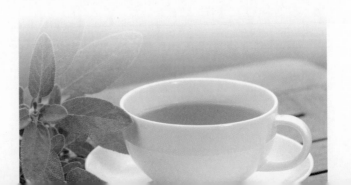

西洋蓍草

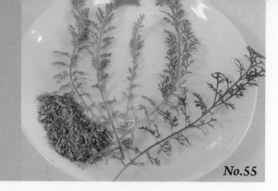

- 德文：Schafgarbe
- 學名：*Achillea millefolim*
- 使用部位：西洋蓍草
- 採收期：五月至九月

No.55

多年生草本植物，約40–60公分高。花期從六月到十月，開白色花朵。主要出現在溼度適中的草地與路旁。需要陽光充足的地方，才能茁壯成長。在野生環境中很常見，尤其是在牧羊場上（顧名思義，德文 Schafgarbe 直譯為「羊捆」）。

適應症　深傷口，任何種類的手術

配方：

☆西洋蓍草粉末

作法：

1. 連續幾天，每日 2-3 次，用一刀尖的西洋蓍草粉末，配溫水服用。

2. 之後，用一刀尖的西洋蓍草粉末放入烈酒杯的葡萄酒內服用。

※ 西洋蓍草粉末已經證實，對手術前的準備與手術後傷口癒合，有非常好的效果。在手術預定日期前的 1-2 星期，便開始配溫水服用西洋蓍草粉末或飲用香芹蜂蜜葡萄酒，手術後配溫水服用粉末。

※ 出院之後，可以用溫熱的葡萄酒代替溫水，一直服用到身體完全康復。在拆線之後，可將此內服傷口處理法與西洋蓍草香草貼敷法合併使用。

🌿 聖賀德佳《醫藥書》

「若體內有傷口，無論是受到矛所傷，或是縫線，可將西洋蓍草磨成粉末，配溫水喝此粉末，如果情況改善，可以將此粉末放入溫熱的葡萄酒當中服用，一直到傷口瘁癒為止。」

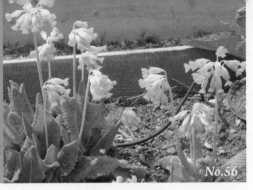

黃花九輪草

- 德文：Schüsselblume
- 學名：*Primula veris*
- 使用部位：新鮮、開花的黃花九輪草
- 採收期：三月到五月

No.56

多年生植物，可以長到 15–25 公分高。較喜歡潮溼適中、肥沃但不施肥的土壤，全日照與半日照的地方都有其蹤跡。黃色花朵形成傘狀花序，出現在不長葉片的花桿上，是蜜蜂喜歡採蜜的對象。

| 適應症 | 憂鬱、抑鬱症、胸口悶、精神病變、噩夢 |

配方：

☆一束盛開的黃花九輪草

作法：

摘採新鮮的黃花九輪草，放到心臟部位，然後用彈性繃帶固定 2-3 小時。

※ 對黃花九輪草過敏者，不可使用！

🌿 聖賀德佳《醫藥書》

「此藥草的力量大部分來自太陽。因此，當憂鬱在體內升起，說出違背天主的話時，能抑制人體內的憂鬱和不安定的舉止。空中的精靈一發現，趕過來，透過耳邊悄悄話，讓他瘋狂。因此把此藥草放在身上，心臟上，好讓藥草變溫，這些討厭鬼就會離開，因為他們鄙視這藥草「太陽般的力量」。」

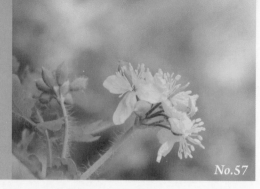

白屈菜

- 德文：Schröllkraut
- 學名：*Chelidonium majus*
- 使用部位：白屈菜
- 採收期：五月至九月

No.57

多年生植物，高 40–60 公分，需要潮溼度適中的土壤，與全日照至半日照的地方。花期在五月至九月，開黃色小花。

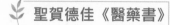

| 適應症 | 疣、潰爛化膿的皮膚 |

配方：

☆白屈菜汁 10 公克

☆老油脂（餿掉的油）30 公克

作法：

1. 將白屈菜汁與老油脂放在攪拌缽中一起搗爛，然後放在平底鍋內一起溶化，然後再混合攪拌，直到冷卻。

2. 每天 1-2 次在疣上薄薄地塗抹一層。

🌿 聖賀德佳《醫藥書》

「白屈菜性很溫，含有一種有毒且黏糊的汁液。因為它裡面有黑色、苦澀的毒性，因此無法給予人類健康。因為即使它以某種方式給人健康，也會以別的方式帶給體內更大的疾病。若吃或喝白屈菜，體內會受害與受傷，有時使排便疼痛、消化疼痛，但不會帶來健康……但是，若有人或吃或喝或觸碰了不潔淨的東西（噁心之物），使身體潰爛，可取老油脂，放入足夠分量的白屈菜汁，搗碎，一起溶在碗裡，然後用此油膏塗抹，就會痊癒。」

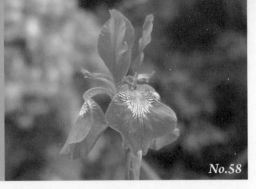

鳶尾花

- 德文：Schwertlilie
- 學名：德國鳶尾 *Iris germanica*
  佛羅倫薩鳶尾 *Florentina*
  變色鳶尾 *Versicolor*
- 使用部位：鳶尾花的葉片
- 採收期：五月

No.58

所有的鳶尾花品種都是多年生球莖植物，高度可達 15–150 公分。製作草藥採用開香堇菜色花的德國鳶尾、開白花的佛羅倫薩鳶尾，或花朵顏色從黃到香堇菜色的變色鳶尾。這些品種都需要潮溼、腐植的土壤與有陽光的好位置。花期為五月到七月。

適應症 1　皮膚長疹、不潔淨的皮膚

配方：

☆鳶尾花葉片的汁液 10 公克

☆山羊油脂 100 公克

作法：

1. 將羊油放在鍋子裡加熱溶成液體，再將鳶尾花葉片的汁液慢慢地加入，離火，不斷攪拌讓它冷卻，裝入小藥膏陶壺裡，必須保存在陰涼處。

2. 每日 2-3 次，薄薄塗抹在患處。

聖賀德佳《醫藥書》

「在五月，將油脂放在碗中溶化成液體，然後添加此鳶尾花葉片的汁液做成藥膏，使油膏呈綠色。若長疥癬，可經常塗抹此藥膏，就會痊癒……」

適應症 2 　膀胱結石、腎結石

配方：

☆新鮮的鳶尾花根部 10 公克

☆葡萄酒 250 毫升

作法：

1. 將新鮮的鳶尾花根部切成小塊，放入盛著葡萄酒的瓷製研缽裡，用力搗碎。

2. 根部被徹底壓碎後，將剩餘的葡萄酒加入，一起攪勻。之後用一塊布（或用咖啡濾網）過濾。盛滿 1-2 個烈酒杯，加溫後服用。

3. 當尖銳的疼痛停止，或是結石排出後，就可以停服藥酒。

🌿 **聖賀德佳《醫藥書》**

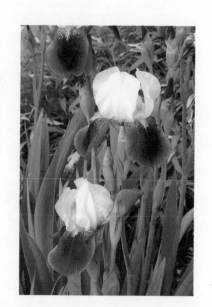

「將根部放入盛著葡萄酒的研缽當中搗碎，用布過濾後加溫，給結石患者服用。若排尿有困難，尿路被綁住，結石會軟化，鎖住的尿路會開啟。」

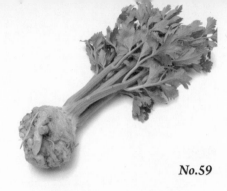

旱芹

- 德文：Sellerie
- 學名：*Apium graveolens*
- 使用部位：芹菜種子
- 採收期：秋季

No.59

◎ 旱芹又名西洋芹、西芹、芹菜、樂芹或富菜等，兩年生的蔬菜。分為三個不同的培育品種：葉芹菜、結球芹菜和德國罕見的旱芹。我們使用芹菜子做為藥材。

◎ 如何將兩年生、第二年才結種子的芹菜，變成「一年生」植物，是有些小訣竅，但不能保證萬無一失。芹菜其實需要溼潤溫暖（全日照處）的土壤，才能長得壯碩。如果我們把芹菜當成蔬菜養，在早春儘可能不要讓它遭受晚霜，以免喪失它的「兩年性」。

◎ 把芹菜從兩年生變成一年生的訣竅在於：我們要在春季芹菜初發嫩枝時（四月分），讓它稍微受凍（1–2 週 2–5℃）。這足以讓這株植物誤以為已度過了冬季，促使其開花，而結出種子。另外一種人工干預法是，將芹菜種在乾燥、陽光普照的地方，這會刺激它們開花與結種子。

適應症	風溼、痛風（易怒）、帕金森氏病、關節炎、骨關節炎

配方：

 ☆芹菜種子 60 公克

 ☆芸香 20 公克

 ☆肉荳蔻 15 公克

 ☆丁香花 10 公克

 ☆虎耳草（Steinbrech）5 公克

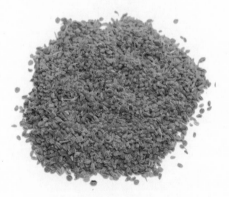

作法：

1. 混合所有材料，搗成粉末。每餐前後，將 1/2-1 茶匙的「風溼粉」，撒在一小塊麵包上吃。

2. 此藥粉末須與唾液充分混合。

🌿 聖賀德佳《醫藥書》

「但是，若苦於痛風，以致嘴巴緊閉，四肢顫抖，甚至扭曲，可將芹菜種子磨成粉，加入 1/3 份的芸香，比芸香粉少量的肉豆蔻，比肉豆蔻少量的丁香花，比丁香花少量的虎耳草，將所有藥材研磨成粉，於餐前餐後都服食，痛風就會離去，這是治療痛風的最佳良方……」

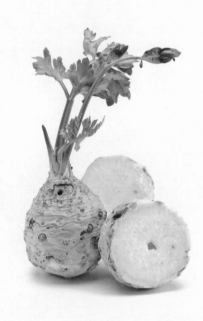

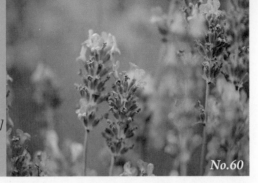

寬葉薰衣草
（穗薰衣草）

- 德文：Speik-Lavendel
- 學名：*Lavadnula latifolia [spica]*
- 使用部位：寬葉薰衣草葉
- 採收期：六月至九月

No.60

多年生常綠半灌木，在德國的緯度上，可長到 30–70 公分高。它喜歡乾燥，陽光充足的地方，耐寒至–5 到–10℃，需要良好的腐殖土壤，偶爾加一點堆肥。花期從六月到七月。開紫色花朵，是蜜蜂的最愛。

適應症	肝臟部位疼痛、肺部疼痛、呼吸急促、協助學習困難的孩子、學校問題

配方：

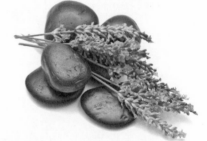

☆寬葉薰衣草 1 湯匙

☆蜂蜜 1 湯匙

☆水 1/2 公升

作法：

1. 寬葉薰衣草和蜂蜜放入水中煮 5 分鐘後過濾。每天餐前餐後，喝室溫的寬葉薰衣草茶。

2. 這寬葉薰衣草茶也可以推薦給在校學童，幫助他們跟得上學校的要求。處方的分量可以調整，例如減少寬葉薰衣草，增加蜂蜜，或是少喝一些。

3. 成人可以將寬葉薰衣草放在葡萄酒中熬煮後服用，但不添加蜂蜜。

🌿 聖賀德佳《醫藥書》

「可以葡萄酒熬煮寬葉薰衣草，若沒有葡萄酒，可以蜂蜜加水熬煮。經常趁微溫服食，可以緩解肝臟與肺臟的疼痛，也可以緩解胸部呼吸困難或哮喘。寬葉薰衣草讓人心地純潔，理性清明。」

光果甘草
（洋甘草）

• 德文：Süßholz
• 學名：*Glycyrrhiza glabra*

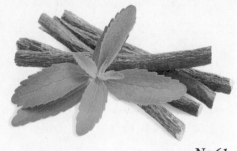

No.61

• 使用部位：甘草香草　　• 使用部位：甘草根
• 採收期：生長期間　　　• 採收期：秋天

多年生植物，高約 80–140 公分，長在適度溼潤、腐殖的土壤。在陽光下生長良好，但也接受半遮蔭。花期從六月至九月。紫色花朵坐落於約 8 至 15 公分長、直挺的總狀花序上。

| 適應症 | 消化不良、聲音嘶啞、憂鬱症、躁狂症、肌張力障礙、戒癮、當眼藥 |

處方一：

☆甘草根

作法：

用一些甘草汁使餐點甘甜，或讓 1/2 湯匙的甘草汁在舌頭上化開，與唾液融合。

處方二：

☆甘草根 2 湯匙

作法：

將甘草根放入 1/4 公升的水熬煮，然後趁熱喝這水煎劑。

※ 聖賀德佳修女的文本上只寫到甘草（根），可能也可以使用其藥草部位。

處方三：

　☆甘草粉末

作法：

　當作調味料，視口味添加。

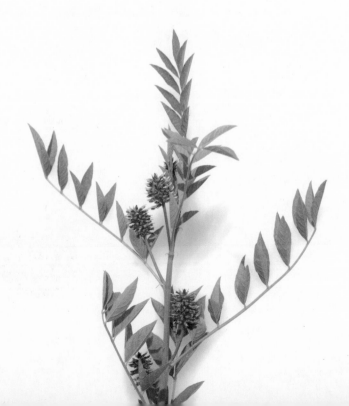

🌿 **聖賀德佳《醫藥書》**

　「甘草性屬中溫，可使人聲音清亮，無論用甚麼方法食用，會讓人醒腦明目，強胃整腸。它能化解腦中的激動，對精神有病的病人十分有益。」

※ 小心：不要長期服用高劑量甘草，以免造成刺激。

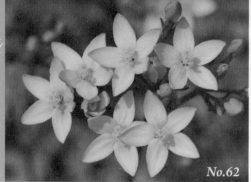

日本鬼燈檠

- 德文：Tausendgüldenkeraut
- 學名：*Centaurium umbellatum*
- 使用部位：整株植物
- 採收期：七月至九月

No.62

1–2 年生植物，15–50 公分高，喜歡砂質、乾燥、溫暖的地方，常見於森林空地與路旁。若想採集日本鬼燈檠，應在自己的花園裡栽種。在德國，日本鬼燈檠是受到保護的植物，不可以在野外採集。

適應症 1　痛風、風溼、關節炎、骨關節炎、風溼性疾病

配方：

☆日本鬼燈檠香草粉末 1-2 刀尖

☆略加溫的葡萄酒 100 毫升

作法：

將草藥粉倒入玻璃杯，然後滴幾滴葡萄酒加以攪拌，之後加滿葡萄酒。分配在全天喝。

🌿 聖賀德佳《醫藥書》

「……但若患有痛風，經常喝日本鬼燈檠葡萄酒，痛風就會離去。」

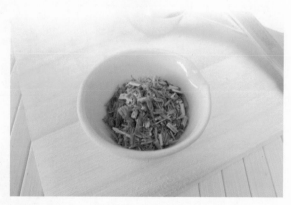

適應症 2 　骨折（參考 No.65「車前草蜂蜜處方」）

處方一：

☆日本鬼燈檠粉 1 刀尖

☆稍微加溫的葡萄酒或水 100 毫升

作法：

將粉末放入葡萄酒中攪拌，每日多次喝滿滿一烈酒杯。

※ 聖賀德佳在書中並沒有特別指出，必須將日本鬼燈檠研磨成粉，但是書中很清楚讓我們知道，若要有效果，應該用喝的。服用這香草飲料後，要再用處方二繼續治療。

處方二：

☆新鮮切過或乾燥過的日本鬼燈檠香草 3-5 湯匙

☆水 500 毫升

作法：

將日本鬼燈檠香草放到水中煮約 2 分鐘後濾乾，將溫熱的藥草放在骨折處，也許可用繃帶固定。這藥草可以重複多次用於貼敷。

🌱 聖賀德佳《醫藥書》

「日本鬼燈檠性溫，且乾燥，若身上有骨頭折斷，可以常喝日本鬼燈檠香草或將根部用葡萄酒或是用水相混，折斷的骨頭會再次接合……然後也可將日本鬼燈檠放到水中加溫後將水擠出，將日本鬼燈檠趁溫放在骨折的部位，就會治療這個部位，而得痊癒……」

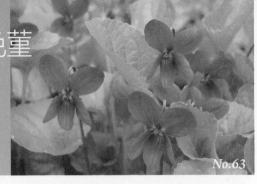

香菫菜；三色菫

- 英名：Veilchen
- 學名：香菫菜 *Viola odorata*，
  三色菫 *Viola tricolor*
- 使用部位：香菫菜香草與花瓣
- 採收期：三月到五月

No.63

多年生植物，高度可達 10–20 公分，需要適度潮溼，養料豐富的土壤，陽光充分的地方，也可在半蔭處生長。花期從三月至五月，開紫色的花朵。

適應症 1 憂鬱，憂鬱症，因失去喜樂導致的肺部疾病

配方：

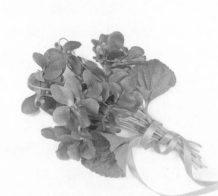

　☆香菫菜葉片與花瓣 15 公克

　☆高良薑根部 5 公克

　☆甘草根 15 公克

　☆葡萄酒 1-2 公升

作法：

1. 將香菫菜葉放到葡萄酒內煮約 5 分鐘後過濾。在此「香菫菜酒」內添加高良薑與甘草根，再次煮沸，用布過濾，然後趁熱裝入消毒過的瓶子裡。

2. 每天喝 2-3 次香菫菜藥酒，每次喝 1-3 個烈酒杯的量。

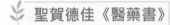 **聖賀德佳《醫藥書》**

「……若因憂鬱、煩惱在腦海裡，而傷及肺部，可將香菫菜放入純葡萄酒中煮後用布過濾，隨喜好添加高良薑與甘草，做清酒喝，憂鬱會被抑制，心情愉快，並治癒肺部。」

適應症 2 ｜ 皮膚潰瘍、頭痛、治療疤痕、胎記、乳腺的潰瘍病（乳癌）

配方：

☆香菫菜汁 30 公克

☆橄欖油 10 公克

☆油脂（公羊、公鹿、公兔）

作法：

將所有配料放到鍋子裡一起加熱融化，攪拌到冷卻，然後裝進軟膏瓶，保存在冰箱。每天 1-2 次在患處塗抹薄薄一層。

🌿 聖賀德佳《醫藥書》

「若患頭痛或有腫瘤侵蝕，或身上長有任何種類的瘡，可取香菫菜汁、香菫菜 1/3 量的橄欖油、香菫菜汁等分量的公羊、鹿或兔油脂，同時放入一個新鍋子中煮沸，作成軟膏。若頭痛，可以橫向抹在額頭上，就會好轉。若有癌症和其他潰瘍侵蝕身體，可用此軟膏塗抹在患處，若碰到此藥，潰瘍將敗亡。」

※聖賀德佳在文本中提到製作香菫菜軟膏的方法：「然後，取香菫菜汁液……」。事實上，要從香菫菜榨出汁液來相當困難，如果不可能榨取香菫菜汁液，可將香菫菜放到研缽中搗成泥，然後加入橄欖油或是公獸油脂，就可製成軟膏，如前所述。將此軟膏加熱後，不斷地攪拌它們，直到冷卻下來，第二天再次加溫溶化，然後用細網眼的篩子過濾，濾掉可能還存在的較粗的植物渣。

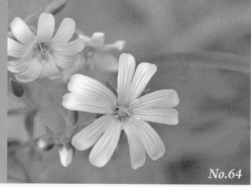

繁縷 ㄌㄩˊ

- 德文：Vogelmiere
- 學名：*Stellaria media*
- 使用部位：所有的地上植物部分
- 採收期：五月到九月

No.64

繁縷又名鵝腸、狗腸或雞腸，也如其名，是匍匐在地的草本植物，從白色星形花的外觀可以容易地辨認出。花期從五月到十月。在花園或是花盆中，常被當作「野草」而拔除，隨意扔掉。

適應症	瘀傷、扭傷、筋肉拉傷、挫傷、腦出血、溶解血塊的一般方法

配方：

☆新鮮或乾燥的繁縷，數量視患處部位的大小

☆水的分量足以蓋住藥草

作法：

1. 繁縷草在水中煮約 2 分鐘後將水擠出。將溫熱的藥草放在患處，用一塊布或繃帶固定。

2. 如果繁縷草敷布變冷或變乾，可以將同一份藥草放到水中加熱，擠出水後，再次貼敷。

3. 同一份藥草可以使用一整天，隔天再更換新鮮的藥草與乾淨的水。就連在頭部的血塊，繁縷也可以成功地加以溶解，使用的方法是將煮過的繁縷纏繞整個頭部，然後用帽子固定住。

🌱 **聖賀德佳《醫藥書》**

「繁縷性溫，是野草。但若因跌倒，或被棍棒鞭打而皮膚有疤痕，可取繁縷放入水中熱煮後擠出水，將溫熱的繁縷經常敷在跌傷或是打傷的地方，用布固定，會驅逐在傷處聚集的黏液。」

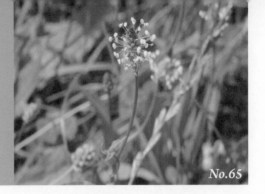

車前草

- 英名：Wegerich
- 學名：車前草 *Plantago major*
  北車前-*media*
  長葉車前-*lanceolata*

No.65

•使用部位：車前草的葉片　　•使用部位：車前草根部

•採收期：在生長時期（四月到十月）　•採收期：秋天

車前草包括長葉車前草、北車前草或大車前著等，都是多年生的植物，可以透過葉片形狀與植物體態，也可透過花的形狀與開花時期區分。無葉片的花幹高度可達 40–50 公分，開淡白色的花朵。需要充足的陽光、潮溼或適度潮溼的地方。

適應症 1　骨折

處方一：

☆車前草根部 100 公克

☆蜂蜜 500 公克

作法：

洗淨、晾乾車前草的根，細切後倒入加熱的蜂蜜中攪拌。每天在每餐前服用 1 茶匙車前草蜂蜜，讓它在你的口中融化。

※ 為了冬季滑雪時期，我們可以在夏天就製作這車前草蜂蜜，或者我們先將車前草的根部晾乾，等到骨折時，再製作。

處方二：

☆錦葵（Malvenblatter）葉片 10 公克

☆車前草葉片或根部 50 公克

作法：

將錦葵與車前草葉片混合，在水中稍微煮過，將水濾乾，趁溫放在疼痛的部位，如果可以，用一塊布固定住。每天換藥2-3次。

🌿 聖賀德佳《醫藥書》

「若因意外，任何部位骨折或骨裂，可切下車前草的根部，放到蜂蜜中，然後天天空腹服食。此外，也可以用新鍋子以水熬煮綠色的錦葵葉片，五倍分量的車前草葉片或根部。多次趁溫將草藥放在疼痛部位，斷裂的骨頭就會痊癒。」

適應症 2　被昆蟲螫傷、被昆蟲叮咬後的搔癢症狀

配方：

☆車前草汁液

作法：

1. 將車前草汁塗在被咬傷或螫傷的部位。製作車前草汁液，可使用上述三種車前草，也就是大車前草、北車前草與長葉車前草。（車前草汁必須用酒精保存，否則會容易腐敗。）
2. 如果沒有車前草汁，可以用手指揉碎或用口嚼碎新鮮的車前草，成糊狀，放到傷處，3-5分鐘後換藥。
3. 如果在被咬傷後，馬上貼敷，疼痛和腫脹會迅速消退，很快就忘了被螫傷過。

🌿 聖賀德佳《醫藥書》

「若被蜘蛛或其他昆蟲碰到或螫傷，應立即用車前草的汁液塗抹在叮咬的部位，就會比較舒服……」

適應症 3　痛風、急性痛風發作的疼痛

配方：

☆從車前草做成的藥酒 2 湯匙，或 1 湯匙新鮮的車前草汁

☆葡萄酒 250 毫升

作法：

將 2 湯匙的車前草藥酒（將車前草汁加酒精，以利保存），放入葡萄酒當中攪拌，然後小口小口喝，或將新鮮車前草植物榨汁，用布過濾汁液，然後加入葡萄酒，給病人小口小口喝。市面上買得到車前草汁。

🌿 聖賀德佳《醫藥書》

「車前草性溫且乾。將車前草榨出汁液，用布過濾，加入葡萄酒或蜂蜜，給痛風患者喝，痛風就會遠離。」

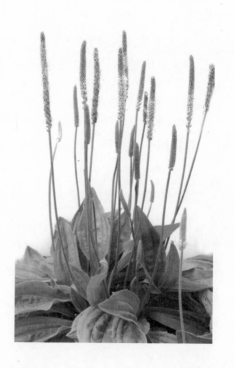

乳香

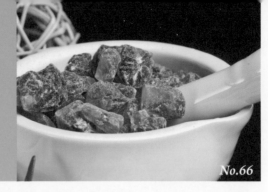

- 德文：Weihrauch
- 學名：*Olibanum*
- 使用部位：不同灌木的樹脂
- 採收期：在德國不可能

No.66

不同灌木的樹脂，主要長在阿拉伯半島和非洲。治療用，要使用未染色與未加香料的乳香。

適應症 1　弱視、頭痛、頭部血液循環不良、四肢無力

配方：

☆磨細的乳香顆粒 50 公克

☆麵粉 40 公克

☆蛋白 1 個

作法：

1. 先將乳香磨成粉（用研缽或合適的廚房用具），然後與麵粉混合，再加入足夠的蛋白，形成可揉捏的麵團。

2. 做成約 8 個小球，然後壓扁，放到太陽下（夏天）或放在加溫的磚塊上（冬天）乾燥。經常嗅聞。頭疼時，可在晚上將兩塊餅放在太陽穴上，以繃帶固定，讓其整夜生效。

🌿 聖賀德佳《醫藥書》

「乳香性溫多於冷，無須火焰，香氣也會上升，可使眼睛明亮，並潔淨頭腦。將乳香磨成粉，加入些許精細麵粉與一些蛋白，做成小餅，放在太陽下（夏日）或溫熱的磚塊上乾燥。經常靠近鼻子，其氣味會使人強壯，使眼睛明亮，使頭腦靈光。」

| 適應症 2 | 傷風、感冒、上呼吸道黏膜炎 |

配方：

☆乳香 2-4 顆

☆木炭

作法：

1. 點燃木炭，在燃燒的木炭上放 1-3 顆乳香顆粒，慢慢用鼻子吸入乳香煙。

2. 如果沒有木炭，可以把乳香顆粒放在熱爐火盤上薰香。

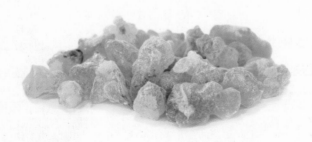

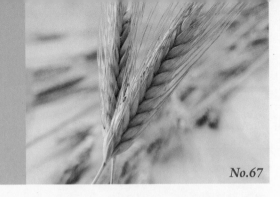

小麥

- 德文：Weizen
- 學名：*Triticum*
- 使用部位：小麥麥粒
- 採收期：七月至八月

No.67

一年生穀類作物，視其品種高度可達 70–120 公分。需要陽光充足的地方和營養豐富、適度溼潤的農田土壤。花期是六月至七月。

適應症	背部疼痛、坐骨神經痛、腰痛、椎間盤突出後的狀態、脊髓硬化症

配方：

☆小麥穀粒 1 公斤

作法：

1. 將小麥麥粒放在水中煮軟，過濾後用小麥麥粒製作一個背墊。

2. 先在躺椅或床上鋪上防水墊，再蓋一條大毛巾。然後將沒煮太軟的熱小麥麥粒，鋪成 10 公分寬、60-80 公分的長條狀。之後，光著背躺在暖和的小麥麥粒上 3-4 個小時，並蓋上被子保暖。

3. 通常，連續三天，每天使用 1 次這個小麥麥粒背墊。然後，休息一天，再接著做另一個 3 天的療程。

🌿 聖賀德佳《醫藥書》

「若背部與腰部疼痛，可用水煮小麥麥粒。將麥粒趁熱放在疼痛的部位，小麥的溫熱會驅除疾病。」

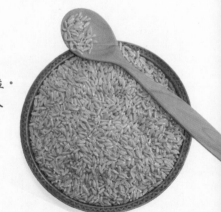

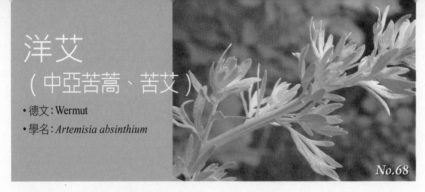

洋艾
（中亞苦蒿、苦艾）

- 德文：Wermut
- 學名：*Artemisia absinthium*

No.68

- 使用部位：春季採收時的洋艾草
- 採收期：四月至五月

- 使用部位：洋艾草
- 採收期：五月至八月
  （可取洋艾的新鮮嫩枝，老枝則不取）

這常年生半灌木，喜愛適度溼潤，陽光充足的位置，高度可達約 180 公分。花期在七月至九月，開黃綠色的花朵。

| 適應症 1 | 咳嗽，胸膜炎，氣管炎 |

配方：

☆洋艾汁 20 毫升

☆橄欖油 60 毫升

作法：

1. 將洋艾汁液與橄欖油混合後裝進玻璃瓶中，在太陽下靜置一天，然後保存在冰箱裡。使用前搖勻。咳嗽時，用力塗抹在胸部與背部。

2. 若敏感性皮膚（例如嬰兒與幼兒）出現過敏反應，如：劇烈瘙癢、紅腫、皮膚腫脹或類似狀況，在塗抹前，可取幾滴洋艾油，再用橄欖油稀釋（3 滴洋艾油加入 10 滴橄欖油）。

🌿 聖賀德佳《醫藥書》

「洋艾性非常溫和，非常有能量，是對抗所有疲勞的大師。……將其汁液倒入橄欖油裡，油量超過汁液兩倍。將洋艾油放在玻璃瓶中，於陽光下加熱，並保存一整年。若胸中或四周圍疼痛，因此咳嗽，可抹在胸部。若腰部疼痛，也可以塗抹此油，裡外都會治癒。」

| 適應症 2 | 腎臟衰弱、憂鬱、抑鬱、心臟衰弱和血液循環不良、胃功能失調、消化功能紊亂、預防肺疾病（肺結核） |

配方：

☆ 現榨洋艾草汁 150 毫升

☆ 蜂蜜 400 公克

☆ 葡萄酒 3 公升

作法：

1. 在酒中加入蜂蜜，小心煮沸。將現榨好的洋艾草汁加入蜂蜜酒中，再次煮沸，趁熱裝滿無菌的瓶子，並立即密封。如此就可以保存到十月，甚至更久。

2. 每隔一天，早晨空腹服用 1-2 個烈酒杯的量。

※ 為保存春季洋艾草汁，可一份一份冷凍起來。這樣五月就可以製作洋艾草酒，即使自家花園裡的洋艾草，因天氣因素長得還很小株時。

🌿 聖賀德佳《醫藥書》

「如果洋艾草是新鮮的，將其搗碎並榨出汁液，用布過濾，另將葡萄酒與蜂蜜用小火熬煮，將洋艾草汁倒入葡萄酒中，讓這洋艾的汁液在味道上超越葡萄酒和蜂蜜。從五月到十月之間，每三日空腹喝此酒一次。洋艾酒可以抑制腎臟的疼痛與憂鬱，使眼睛明亮、強化心臟、預防肺部生病、溫胃、清內臟、助消化。」

適應症 3 牙痛、牙根肉芽腫、牙齒和頭部區域的病灶現象

配方：

☆洋艾草 50 公克

☆馬鞭草 50 公克

☆葡萄酒 1/2 公升

作法：

1. 一滿湯匙的混合草藥放入 1/2 公升的葡萄酒內，煮約 5 分鐘後過濾。在藥酒內加一點糖（蔗糖），在整天裡分次溫熱後喝。

2. 晚上睡前，將此草藥略微加溫，放在疼痛的下巴或牙槽上方，用布固定，讓它整夜起作用。

聖賀德佳《醫藥書》

「若因為血濁與大腦淨化導致牙痛，可用新鍋子裝上好的葡萄酒，熬煮等量的洋艾與馬鞭草，再用布過濾，喝此藥酒時可加入少許糖。但在睡前也將此草藥趁熱放在下巴上，用布固定。可一直如此做，直到痊癒。」

※為了排除體內腐壞的血液，在這種情況下，也可考慮採用放血。

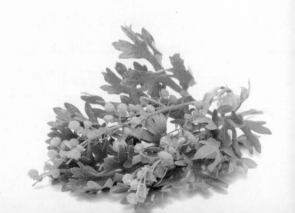

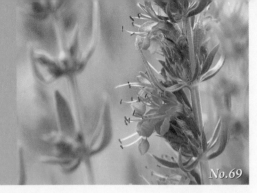

神香草
（洋牛膝）

- 德文：Ysop
- 學名：*Hyssopus officinalis*
- 使用部位：神香草香草
- 採收期：開花前與開花時期

No.69

神香草是屬於唇形科神香草屬的一種芳香植物，又名洋牛膝、柳薄荷、海索草。多年生半灌木，可長到 80 公分高。要長得茂盛，需要充足的陽光，也需要花園裡肥沃優質的土壤。花期從六月至九月，開藍色，近藍紫色的花朵，供應許多蜜蜂採花蜜，是每個花園不可或缺的植物。

適應症 1　肝臟疼痛、悲傷、憂鬱、沮喪

配方：

☆小母雞 1 隻

☆新鮮的神香草 10 株或乾燥的神香草 2-3 湯匙

作法：

1. 將神香草與母雞一起煮成雞湯，加一點鹽。禁用任何其他的調味料。

2. 作為雞湯的主食，我們可以採用丁可小麥麵條、丁可小麥煎餅或是丁可小麥粗麵粉餃子。

3. 每週吃 1-3 次雞肉湯及雞肉和神香草。

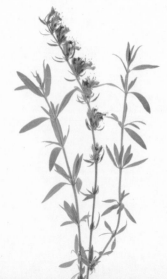

🌿 聖賀德佳《醫藥書》

「若因悲傷引起肝臟病變，應在肝病猖獗之前，取一隻小母雞加神香草同煮並常吃。當然，也可以常吃放在葡萄酒中醃製的生神香草，並喝此酒，因為神香草對這些病痛比對肺部疼痛有用。」

我們同時使用的處方

☆葡萄酒 1 公升

☆神香草枝幹 20 枝

用法：

將葡萄酒倒入可扣緊的釀酒玻璃瓶中，並放入約 20 枝神香草枝幹，放置 1-2 天。按需要，每天 2-3 次取出一枝神香草枝，吃其葉片。至於神香草葡萄酒，每天可喝 2-3 個烈酒杯的量。

適應症 2 肝臟虛弱、肺臟虛弱、一般清理體液的藥方

配方：

☆神香草粉末，分量根據口味

作法：

將神香草加入葷菜或素菜中一起煮食，但千萬不要混入飲料中。

聖賀德佳《醫藥書》

「神香草性乾燥，溫和適中，其能量如此巨大，只要洋神香草的種子撒在哪裡，它就會長在那裡，即使是岩石也無法抵擋。

經常服食，可以潔淨有病且發臭的泡沫，好似鍋子裡的熱氣能讓泡沫往上冒。神香草對所有的食物都有益。煮熟且磨成粉的神香草比生的有益。

若服食，可以強肝，清肺。若咳嗽且肝臟疼痛，或呼吸困難、肺部生病，應以神香草配上肉類或豬油服食，就會好轉。但若將神香草只配葡萄酒或水，則弊多於利……」

肉桂

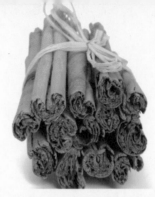

- 德文：Zimt
- 學名：*Cinnamomum ceylaticum*
- 使用部位：肉桂樹皮
- 採收期：在德國不可能

No.70

生長在熱帶和副熱帶國家。尤其在爪哇、斯里蘭卡與巴西栽種。收成時切下一至兩年的莖尖，用牛角刀或黃銅刀刨樹皮，層層相疊並晒乾，捲起的桂皮就是我們在市面上可以買到的桂皮枝。

適應症	鼻竇發炎、鼻黏膜腫脹、鼻息肉、聽覺、嗅覺與味覺退化、頭部區域的體液淨化、有助憂鬱與神經性病痛的緩解

配方：

☆肉桂粉 1 刀尖至 1/2 茶匙

作法：

將肉桂粉灑在麵包上，細嚼慢嚥，讓唾液充分浸潤，因為肉桂可以經由口腔粘膜吸收並開始作用。

🌿 聖賀德佳《醫藥書》

「肉桂性極溫，有強大藥效，內含適度溼氣。……若常食用，會增加體內的好體液，減低壞體液。……若感覺頸重遲鈍、鼻子呼吸不順暢，可將肉桂研磨成粉，經常用麵包沾著食用或是直接舔食，會化解引起頭腦遲鈍的有害體液。」

※ 肉桂是許多聖賀德佳藥方的重要添加物，包括用在緩解精神緊張的餅乾、浮萍藥酒與對開蕨藥酒，緩解肝臟與肺部疼痛的神香草藥方。它在廚房裡更應該盡可能做為日常的調味料。

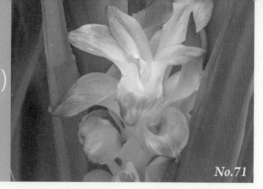

莪ㄜˊ朮ㄓㄨˊ
（薑科・薑黃屬）

- 德文：Zitwer
- 學名：*Curcuma zedoaria*
- 使用部位：莪朮草或莪朮根部
- 採收期：在德國不可能

No.71

原產於亞洲熱帶地區的多年生草本，被種植在印度與斯里蘭卡。除了乾燥的莪朮外，也有少見的莪朮花外銷。

適應症 1 ｜ 四肢顫抖、帕金森氏症、全身乏力

配方：

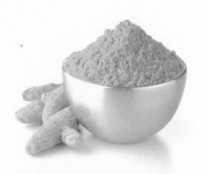

☆莪朮根部 50 公克

☆高良薑根部 45 公克

☆葡萄酒 1 公升

☆蜂蜜 50 公克

作法：

1. 混合上述藥草，取一湯匙滿滿的量，加入蜂蜜 50 公克與 1 公升的葡萄酒熬煮約 5 分鐘後過濾，趁熱倒入無菌瓶。

2. 每日喝 1 至 3 個烈酒杯的莪朮酒，喝時要將莪朮酒稍微加溫，趁不冷不熱時喝下。

🌿 **聖賀德佳《醫藥書》**

「……若因四肢無力發抖，也就是顫抖，可將莪朮切碎，放入葡萄酒中，加入少許高良薑，最後再加一點蜂蜜入葡萄酒中熬煮，放至微溫時喝下，顫抖就會遠離，也會恢復力量與元氣。」

配方：

☆莪朮粉末 1 茶匙

☆亞麻布

☆水 200 毫升

作法：

1. 晚上用一小塊亞麻布包住莪朮粉末，放進杯子裡，慢慢地在上面澆水。

2. 隔天早上取出裹著莪朮粉的亞麻布，在早餐前多次一口一口喝這水。

3. 如果唾液量恢復正常，即可停止，否則繼續下去，直到唾液流量過多的現象停止。

🌱 聖賀德佳《醫藥書》

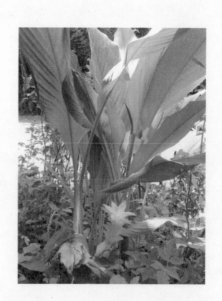

「若唾液或涎沫過多，可以將莪朮磨成粉，將這些粉末包在一小塊布裡面，放進容器，用水澆灌，讓水吸收粉末的氣味，並將這塊布泡在水中過夜。隔天早上空腹喝此藥水。唾液或涎沫過多現象就會終止。」

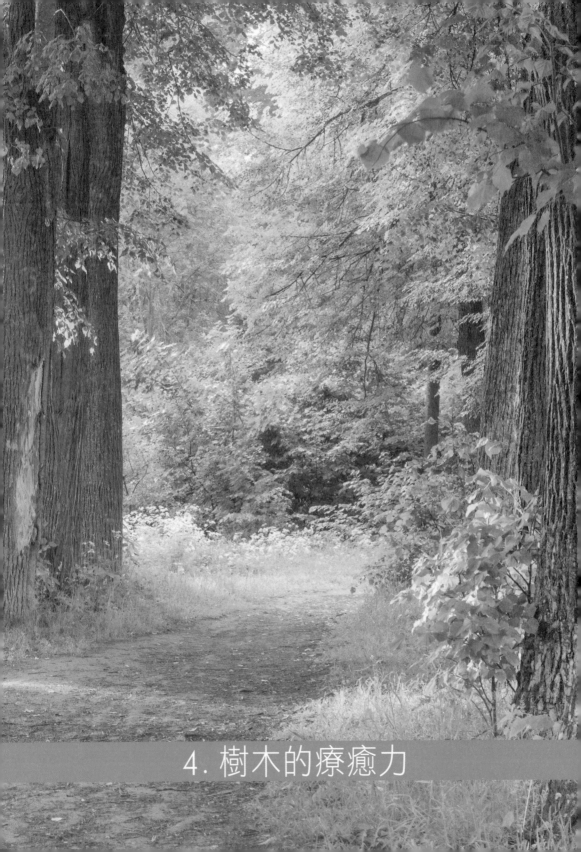

4. 樹木的療癒力

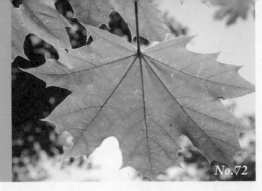

楓樹

- 德文：Ahorn
- 學名：*Acer*
- 使用部位：木柴
- 採收期：冬季

No.72

楓樹約有 40 種，最有名的是岩槭（Bergahorn）、田槭（Feldahorn）和挪威楓（Spitzahorn），因它可為秋季帶來美麗的色彩，經常被孤植於公園裡給人觀賞。北美的糖楓（Zuckerahorn）非常著名，汁液常被製成楓糖。楓木因木質堅硬和色彩明亮，它在傢俱木工中具很高的價值。楓樹的果實為翅果，靠風力傳播。

| 適應症 | 關節痛風、風溼疾病 |

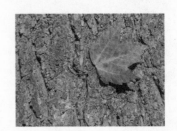

配方：

☆楓樹木或楓樹木屑片

作法：

取楓樹木柴，更好是刨成屑片的木柴，在火邊加熱，加到盡可能地最熱之後，放在疼痛處，反覆這樣的步驟直到疼痛消除。若直接將楓樹木柴放在火旁加熱會燙手而無法忍受的話，亦可將楓樹木屑片放在平底鍋以火加熱，接著置放到疼痛處以繃帶固定。木屑片可多次地重覆使用。

🌿 聖賀德佳《醫藥書》

「楓樹性乾冷，代表驚嚇．... 若身體某處受關節痛風之苦，將楓樹木柴加熱後放置在疼痛處，關節痛風之苦就會消除。若難熱整枝木頭，可將木頭刨成薄片加熱，將其放在疼痛處後，以繃帶繫住，疼痛將得以改善。」

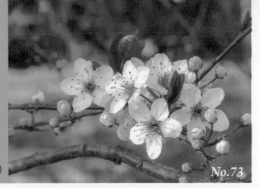

蘋果

- 德文：Apfelbaum
- 學名：*Pirus malus L.*
- 使用部位：蘋果花花蕾
- 採收期：開花之前（四月至五月）

No.73

蘋果樹的壽命可達 50 年以上。根據不同的種類和培育品種，它們的高度可達 3 至 10 米。有如此一説：蘋果樹越小，越早結果。樹幹較高的蘋果樹需要較長的一段時間才能長出蘋果，但它的壽命較長，且老年期還能繼續結出果實。即使在葉子完全展開之前，蘋果樹都在四月到五月間開花。花的顏色從純白色到淡紅色都有。不同品種的蘋果花提供了蜂群花粉或花蜜使用。

適應症　偏頭痛，內源性頭痛

配方：

☆蘋果芽苞油

作法：

相關準備工作，請參閱本書第七章最後一節「油性萃取物」，第 246 頁。

晚上睡前使用蘋果芽苞油擦頭部，可使用一條毛巾裹成頭巾包住頭，並用另一條毛巾蓋住枕頭，以免油漬沾黏。建議每日使用，為期 2-3 個月，蘋果芽苞油可與熊茴香蜂蜜梨一起使用，作為偏頭痛的配方（參考：西洋梨）。

聖賀德佳《醫藥書》

「如果有人因為肝臟或脾臟虛弱或不良的腹部或胃部體液而導致偏頭痛，請先摘採蘋果樹的第一批芽苞，將它們放入到裝橄欖油的瓶中，放置在太陽下加溫，然後在晚上入睡前，將此油擦在頭部，經常如此作，他的頭部會獲得改善……」

※ 根據賀德佳的說法，蘋果對人體有益，在它們完全地熟成並且有點發皺時。這也適用於其他所有的水果：我們只能在水果成熟狀態下吃它們，否則會造成傷害！

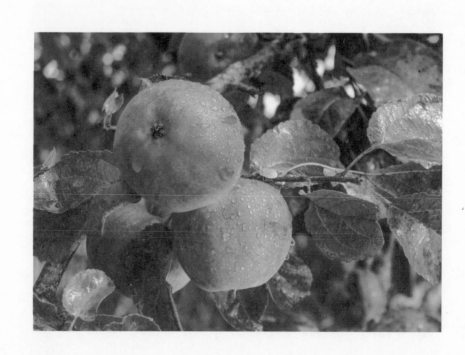

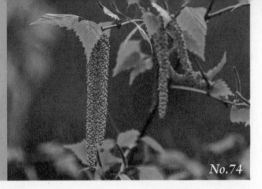

紅樺

- 德文：Birke
- 學名：*Betula albosinensis*
- 使用部位：芽苞
- 採收期：春季

No.74

我們稱紅樺為開路先驅的植物（Pioneer Plant），也就是說如果森林裡有一塊林地，樹木被砍伐了，紅樺便會被移植到這裡作為第一批的植物新住民。它們以自身的存在，以及所提供的樹蔭為新的森林奠定最穩固的基礎。紅樺的白樹皮和心型樹葉可以讓我們一眼就認出。紅樺木質堅硬，因此是細木工以及室內設計行業中最搶手的木材之一。

> **適應症**　皮膚腫脹發紅、發炎的皮膚、初生之瘤

配方：

☆紅樺的芽苞（數量視其皮膚部位而定）

作法：

將新鮮的紅樺芽苞放在陽光下，或置於平底鍋上以火加熱，再將它們放在紅腫發炎的皮膚部位上面，並以繃帶固定。

🌿 聖賀德佳《醫藥書》

「紅樺的溫性多於寒性，象徵著幸福。當人體皮膚開始發紅起疹時，好像那裏長肉瘤，或像蟲子要竄出來，可取芽苞，也就是紅樺新發的嫩芽，將它在太陽下曝晒或在火邊加熱，然後趁溫將它們鋪在疼痛的地方，再以布固定。經常這樣做能使肉瘤軟化。」

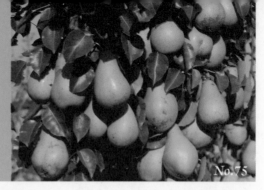

西洋梨

- 德文：Birnbaum
- 學名：*Pyrus communis*
- 使用部位：果實（梨子）
- 採收期：九月至十一月

No.75

在德國主要生產的西洋梨種類是木梨，其培育的果梨可達 4 至 20 米高。生長較矮的梨樹品種比起生長較高的梨樹更早結果實。即便在葉子完全展開之前，西洋梨樹都在四月到五月間開花，一般來說，開的是白色花朵。

適應症	偏頭痛、頭痛、呼吸困難、淨化身體、清潔血液、一般體液的淨化、荷爾蒙和代謝紊亂

熊茴香蜂蜜梨配方：

☆大梨子 5 顆

☆蜂蜜 250 克

☆熊茴香或小茴香根粉 28 克

☆高良薑粉 26 克

☆甘草粉 24 克

☆銳葉景天 22 克

（註：以上也可直接向德國 Jura Apotheke 購得熊茴香複方）

作法：

將未削皮的梨子沖洗乾淨，切成四份，取出果心，放到水中煮軟。再將煮過的水倒掉後將梨子搗成泥。接著，將蜂蜜隔水加熱至 35-40℃，放入香草粉末混合物到加熱的蜂蜜中充分攪拌，再把熱梨泥放入蜂蜜粉末混合物中用力攪拌在一起。最後，將完成的蜂蜜梨放入玻璃瓶中，並關緊瓶蓋，儲存在冰箱裡。

每日食用三次的蜂蜜梨，早晨空腹 1 茶匙，午餐後 2 湯匙，晚上睡前 3 茶匙。如果覺得這種混合物太過辛辣，只需要在規定的梨和蜂蜜劑量中，拌入 1-3 茶匙所指定的粉末混合物即可。

🌱 聖賀德佳《醫藥書》

「取西洋梨果實切成小塊、去掉果心（果實的核心），置之於水中用強火熱煮後搗成泥，如粥一般。接著取熊茴香、較熊茴香少量的高良薑、較高良薑少量的甘草，較甘草少量的銳葉景天，或若你沒有熊茴香，可取小茴香的根部磨成粉末，與其他粉末相混合，並將它們放入適度加溫的蜂蜜中，再加入先前提到的梨子，用力攪拌它們，也就是，將它們相混在一起，之後放入到罐子裡面。每天空腹時食用滿滿一小匙，在飯後兩湯匙，晚上入睡前三湯匙。這是最好的梨泥，比黃金更珍貴，比純金更有用，因為它會帶走偏頭痛與氣喘病（呼吸急促），這些是生冷的梨子在人的胸部引發的病症。它會摧毀人身上所有的壞體液，並且潔淨一個人，好像陶器被清除掉污垢一般。」

※ 蜂蜜梨經證實是治療偏頭痛的良方。但是，患者必須放棄所有的廚房毒素（例如草莓，韭菜，扁豆，豬肉）和生鮮的梨子。同樣，改變飲食調整成賀德佳式的飲食與排毒程序（放血，拔罐）都是達到成功療癒的一部分。

黃楊木
（錦熟黃楊）

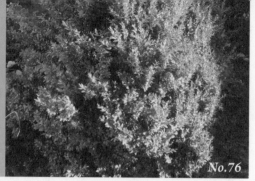

- 德文：Buchsbaum
- 學名：*Buxus sempervirens L.*
- 使用部位：黃楊木葉和黃楊木皮
- 採收期：需要時隨時可採收

No.76

黃楊木為常綠灌木，生長高達 6 米。 五、六月期間，常有蜜蜂穿梭飛翔於黃楊木的濃濃綠意及小小花朵之中。黃楊木喜歡陽光充足的地方和富含腐殖質的營養土壤。

適應症	各種皮膚疹

配方 1：

☆黃楊木汁液 5 滴

☆甘草粉一撮

☆葡萄酒 1/4 公升

作法 1：

將黃楊木汁液和甘草粉放入葡萄酒中，加熱至約 40°C。每天喝 3-5 次，每次一小口。

配方 2：

☆黃楊木汁液 1 茶匙

☆橄欖油 2 茶匙

作法 2：

將黃楊木汁液調入橄欖油中，在飲用黃楊木酒（配方一）後，用羽毛沾油輕輕塗抹皮疹，每日 1-2 次即可。

🌿 聖賀德佳《醫藥書》

「黃楊木性暖……。代表慷慨。 當一人身上出疹長瘡時，取黃楊木皮及樹葉搗汁，然後將汁液放入純淨的酒中加熱。這樣的人也應常喝溫熱飲，如此能消除皮疹出現在身體上的疼痛與毒素，避免皮疹侵入身體裡。」

※ 每一種針對皮膚病的治療，如果不先做排毒，無論是透過徒手排毒，如拔罐與微量清血，或者是透過藥物性的排毒，如透過食用黃楊木葡萄酒，那麼都只算是做了一半的治療。雖然可以部份減輕皮膚的症狀或使症狀消失，但卻為新的病症種下內因。

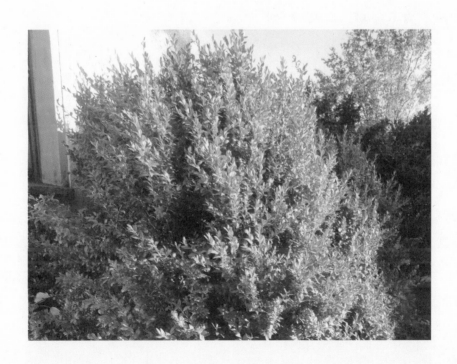

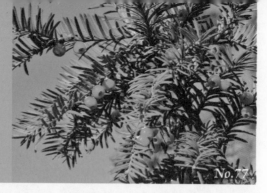

歐洲紅豆杉
（歐洲紫杉）

- 德文：Eibe
- 學名：*Taxus baccata*
- 使用部位：歐洲紅豆杉木柴
- 採收期：冬季

No. 77

歐洲紅豆杉是一種生長緩慢的樹，通常種植用來作為裝飾樹，或做成有屏障功能的籬笆使用。它的針葉是深綠色的，種子包裹於紅色果肉中，樹皮呈現深棕色到紅棕色，樹幹上有條狀剝落痕。注意！種子和針葉是有毒的！即使如此，歐洲紅豆杉木材仍是非常的搶手，例：可製成上等珍貴的長弓，歐洲紅豆杉紅色的木材製成的家具帶來高貴感。

適應症	鼻炎、黏膜炎、鼻腔或肺部產生黏液

配方：

☆歐洲紅豆杉木屑

☆木炭（R ucherkohle）

作法：

取 2-4 片歐洲紅豆杉木刨成薄片，放在點燃的木炭上，讓木柴燃燒時產生的煙霧滲入鼻中和嘴裡約 5 分鐘。需要時每天重複這樣做數次。當分泌物可以從鼻子裡流出、或者粘液可以從肺裡咳出來時，就停止煙霧的吸取。

聖賀德佳《醫藥書》

「歐洲紅豆杉寒性多於暖性，也屬乾性，代表喜悅。當木柴在火上點燃時，從它發出的蒸氣和煙霧都不會有害。 如有人鼻腔和胸中有不好的汁液，當他吸收了鼻中和嘴裡的木頭煙時，這些不好的汁液就會輕緩宜人地溶解並消失。」

德國醫生愛用的
聖賀德佳香草植物養生寶典

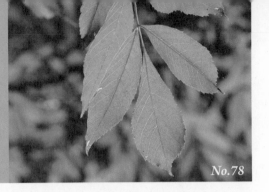

梣樹

- 德文：Esche
- 學名：*Fraxinus*
- 使用部位：梣樹新鮮的葉片
- 採收期：在生長季節期間

No.78

梣樹生長可達 1~40 米高，是冬季耐寒的落葉喬木，壽命可長達 300 年，生長範圍可至 3 米以上。 五月底到六月初開花，不明顯的小花朵在四、五月即從在葉子前端長出。梣樹需要大量的陽光和一片深厚、富營養、溼潤的土壤才能生長得好。

適應症	風溼、痛風

配方：

☆梣樹樹葉

☆水

作法：

將裝滿梣樹樹葉的鍋中倒入 15 升的水煮沸 20 分鐘，將水瀝出，僅保留煮熟的葉片做身體熱敷。取一塊亞麻布，將一半煮熟葉片鋪在布上面，患者躺上去之後，將另一半葉片鋪在身上，再蓋上另一塊亞麻布，以維持暖熱的溫度，熱敷時間約需 1-2 小時。

🌿 聖賀德佳《醫藥書》

「梣樹暖性多於寒性，代表建議。有人身體或四肢遭受痛風之苦，就像是他所有四肢被打斷碾碎了一樣時，將梣樹葉片放到水中煮熟，請病人躺到亞麻布上，將水倒掉後，取出煮熟暖熱的葉片纏裹全身，特別是疼痛之處。」

※ 應使用新鮮的梣樹葉片；使用過的葉片可做為很好的堆肥；如無法取得大量足夠的葉片，可針對疼痛部位做局部熱敷。

歐洲山楊
（楊屬）

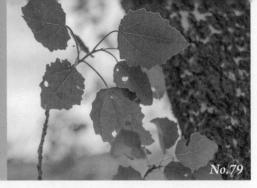

- 德文：Espe
- 學名：*Populus tremula*
- 使用部位：歐洲山楊木柴與樹皮
- 採收期：四月至九月

No.79

歐洲山楊生長可達 1~30 米高，是冬季耐寒的落葉喬木，壽命可活到約 150~200 年。它們喜歡在鬆散的沙土和粘土土壤上生長，尤其常見於森林沖積地和河岸邊。樹冠形狀可以是向外伸展，也可以是如柱子般生長。歐洲山楊於三月、四月開花。

適應症	風溼、痛風、消化系統的不適症、消化不良、作為尿失禁的輔助治療

配方：

☆歐洲山楊樹皮與白楊木屑 20 公升

☆水 80 公升

作法：

將不帶木心（髓管）的歐洲山楊樹皮與木屑放入水中用小火煮約 1 小時，再將全部一起倒入木桶或浴缸中，每周沐浴 3-5 次，每次時間約為 15-30 分鐘，沐浴後將水倒掉，浸泡過的歐洲山楊木屑與樹皮拿去堆肥，熬煮歐洲山楊木屑時，可用老舊型的洗衣鍋。

🌿 聖賀德佳《醫藥書》

「當有人患有痛風或胃寒時，當樹木還翠綠時，取此樹的樹皮，從木材的外部到內部的木質部（樹心），但不是所謂樹的心材，將它切成小塊，放到水中煮沸，將水連同木柴一起倒入浴桶中泡澡。經常如此做，痛風就會消失，胃也能由寒轉暖，二者都能改善。」

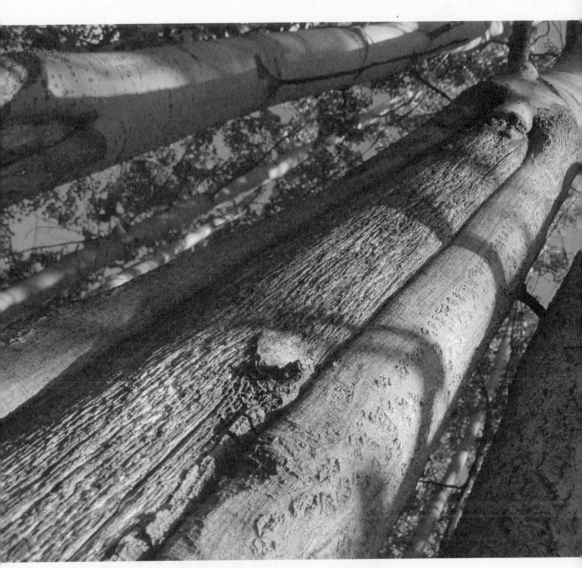

狗薔薇
（野玫瑰）

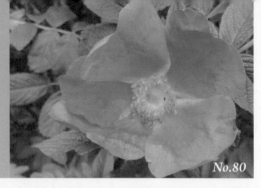

- 德文：Hagrose
- 學名：*Rosa canina*
- 使用部位：狗薔薇花瓣和葉片
- 採收期：春季（五月）

No.80

狗薔薇為株高 1-4 米的灌木，粉紅色花朵於六至八月期間綻放。它需要一個陽光充沛但有陰蔭處、溼潤潮溼和肥沃豐美的土地來生長茁壯。秋天葉落之後，2-3 釐米大的紅色狗薔薇果出現點綴在灌木叢中。

適應症	支氣管炎、肺部疼痛、膿痰、對所有肺部疾病有助益

配方：

☆狗薔薇花瓣及葉片約 100 克（或狗薔薇果和葉片約 200 克）

☆蜂蜜約 100 克

☆水 1 公升

作法：

每日喝約 2-3 杯（咖啡杯），可分成數次喝。將狗薔薇花瓣、葉片及細枝一起放入水中煮，將滾沸時產生的泡沫舀出去掉，取一塊布濾掉花葉枝後倒入無菌瓶（500 毫升）中，放入冰箱保存並盡快食用完畢。狗薔薇茶劑可於春季或秋季製煮食用，春季採用花瓣、葉片及細枝；秋季則採用花果、葉片及細枝。二種製劑皆具有聖賀德佳指出的效用，採用果實及葉片時，先要將它們搗碎後才放入一起烹煮。

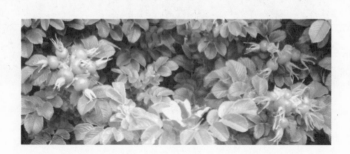

🌿 聖賀德佳《醫藥書》

「狗薔薇非常溫暖，代表愛慕。 若有人受苦於肺部疾病，取帶葉片的狗薔薇搗碎，加入未煮過的蜂蜜一起加熱，它會提取出泡沫，這就是它的黏液，取布過濾，做出清澈的茶飲，若經常飲用，可帶走肺部的腐爛，並有淨化治療之效。」

※ 如您想在冬天也能製劑，可在秋天時採收狗薔薇花果及枝葉先大略的搗碎後分裝冷凍備用。

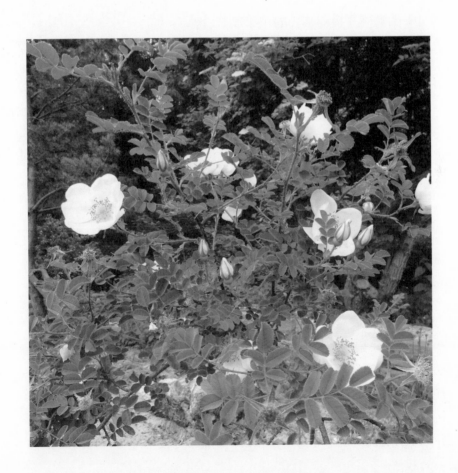

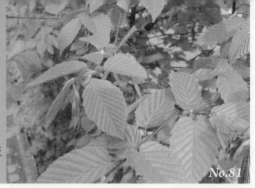

歐洲鵝耳櫪
（白山毛櫸）

- 德文：Hainbuche
- 學名：*Carpinus betulus*
- 使用部位：歐洲鵝耳櫪連葉細枝
- 採收期：四月至九月

No.81

歐洲鵝耳櫪可長到 25 米高，壽命可達約 300 年。葉片的顏色會轉變，秋季時是淡黃色的、冬季時變成了棕色，葉片在冬季仍會留在樹上，這是歐洲鵝耳櫪經常被種植用來當作樹籬的原因。開花期在四、五月。

適應症　預防胚胎死亡及流產

配方：

☆歐洲鵝耳櫪樹枝（約 15 釐米長）

☆牛奶或羊奶 100-200 毫升

作法：

將歐洲鵝耳櫪樹枝放到牛奶或羊奶中煮開一會兒，接著將歐洲鵝耳櫪樹枝濾出。鵝耳櫪牛奶／羊奶可用來與丁可小麥穀粒或丁可小麥粉作成甜粥或鹹粥；或是用來和在雞蛋裡，做成歐姆蛋；也可加入丁可小麥粉和雞蛋做成煎餅食用。懷孕前期的三、四個月，每周至少吃四次歐洲鵝耳櫪牛奶／羊奶製成的餐點；懷孕四個月之後直到生產前，每周至少食用二餐。特別是曾經流產又懷孕的女性們，應接受此療養，以防止再次流產。

🌿 聖賀德佳《醫藥書》

「歐洲鵝耳櫪內含寒性多於暖性，它本身具有某種特定的發育興旺的特質。在樹葉仍是鮮綠時，連枝帶葉取下，用牛奶或羊奶熱煮，但不要用山羊奶。接著將枝葉丟棄，將牛奶／羊奶與麵粉或雞蛋烹煮食用。那些常常流產卻非不孕的婦女，應當經常食用煮過歐洲鵝耳櫪的牛奶／羊奶，這樣她們就能容易受孕，幫助她們保留她的胎兒。」

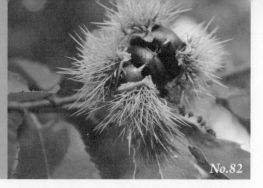

歐洲栗樹

- 德文：Kastanienbaum
- 學名：*Castanea sativa*
- 使用部位：栗樹堅果（栗子）
- 採收期：九月至十二月

No.82

栗樹為株高 1-25 米高的落葉喬木。黃色小花在五、六月份盛開，蜜蜂喜愛飛行在其中。排水良好的鬆散土壤是栗樹的最喜歡的生長環境。另外，自歐洲南部引種栗樹到德國時，也特地找尋溫暖、陽光充足的的土層以種植培育成熟可食用的果實。

適應症 1	因大腦血流不足導致的頭痛、注意力不集中、學習障礙、神經疾病

配方 1：

☆栗子約 10 顆

☆水

作法 1：

在栗子口切出十字切痕，放入水中煮 10-15 分鐘。每餐餐前和餐後食用 3-5 顆，持續食用至少一個月。

🌿 聖賀德佳《醫藥書》

「那些因乾燥造成腦子空洞虛弱的人，將這種樹的果實放在水裡煮，不加任何東西，煮好後將水倒出，在空腹及飯後食用，如此能激化他的大腦生長，使神經變得強壯，讓頭部的疼痛消失。」

配方 2：

☆栗子或栗子粉 200 克

☆蜂蜜 500 克

作法 2：

將栗子去皮、切細、搗成粉狀並倒入蜂蜜攪拌。每日飯後食用 1-2 茶匙。肝臟狀況恢復後可慢慢停止食用。可直接在已經磨碎的栗子粉中拌入蜂蜜。

🌿 聖賀德佳《醫藥書》

「肝臟疼痛的人，將這些果核搗碎，放入蜂蜜中，經常食用，如此他的肝臟會恢復健康。」

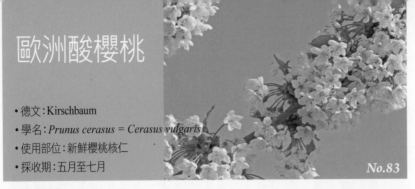

歐洲酸櫻桃

- 德文：Kirschbaum
- 學名：*Prunus cerasus = Cerasus vulgaris*
- 使用部位：新鮮櫻桃核仁
- 採收期：五月至七月

No.83

歐洲酸櫻桃樹是落葉喬木，依不同的生長與栽種方式，可長至 5~30 米高，樹葉在冬季掉落。四月至五月期間，在歐洲酸櫻桃抽出嫩葉之前，繁花盛開，白色櫻桃花長滿在樹梢。櫻桃樹需要有充足陽光、可防風和排水良好的土壤，否則會長「癌」，陷於樹脂過度溢流之境。不同品種的櫻桃在五月至八月之間成熟可食。

適應症	牛皮癬（Psoriasis）、神經性皮膚炎和嚴重發炎的潰瘍症狀

櫻桃果仁藥膏 **配方：**

☆櫻桃核仁約 30 顆

☆熊脂約 25 克

作法：

先將櫻桃核仁敲碎，因為製作這個配方所需要的是櫻桃核內部柔軟的核心，將核心放在研缽中磨成泥，並將熊脂溶化放入櫻桃泥中，將兩者相混調勻，直到藥膏冷卻為止。在有火的地方（開放式壁爐旁、營火旁，將木造爐門或瓷磚爐門打開）將藥膏塗抹在受影響的部位，每日約 2 次。

在春天新鮮櫻桃出產時，我們就可以製造櫻桃核仁護膚膏，作成的軟膏可以存放在冰箱裡。

「它的果實性溫和，所以既無太大益處，也不太傷人，一般人食用它時也不會有害，但對於病人及體內有不良液體的人，如果食用過多會帶給他們相當程度上的疼痛。不過，只要在還新鮮時取用此果實的核仁並重擊碎之，與溶化的熊脂放到碗中混和攪拌均勻，也就是揉捏（它），製成藥膏。身上有潰瘍的，甚至是看起來像麻瘋病，但不是麻瘋病的人，經常到火旁，以這藥膏敷抹傷處，就會獲得痊癒。」

※ 如果有人貪享了過多的櫻桃而引起疼痛，賀德佳建議，馬上補喝一口葡萄酒，症狀立刻消失。

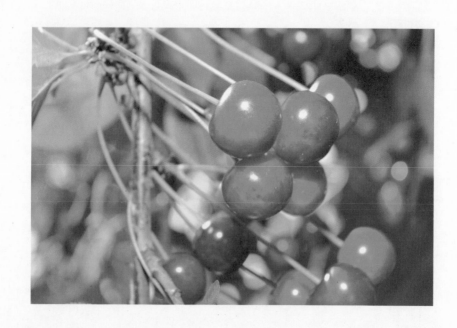

大果山茱萸
（歐洲山茱萸）

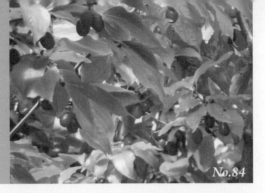

- 德文：Kornelkirsche
- 學名：*Cornus mas*
- 使用部位：果實
- 採收期：九月

No.84

落葉灌木，可長至 8 米高，通常種植在花園中做為景觀灌木或籬笆之用。成球狀繖型花序排列的黃色花朵，在二月至四月期間盛開。在溫暖的日子裡，山茱萸是最早提供花蜜和花粉的蜜蜂牧場之一。山茱萸灌木在適度溼潤、富含腐植質土壤和適度陽光的地方中能獲得良好的生長。其紅色果實，約 2.5 公分大，於九月份熟成，嚐起來有酸酸甜甜的滋味。

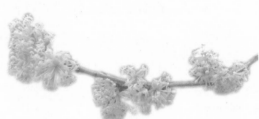

適應症	胃腸疾病

配方：

☆山茱萸

作法：

無論生食、煮熟、製成果醬、果凍或蜜餞等不同型式的食用方式，皆可幫助有問題的消化道恢復正常。

🌿 聖賀德佳《醫藥書》

「食用此果實不會傷害人，甚至能潔淨和強化病人的胃，也適用於一般健康的胃，有益於人類的健康。」

※ 食用山茱萸應持續一段時間，才能有顯著的改善。

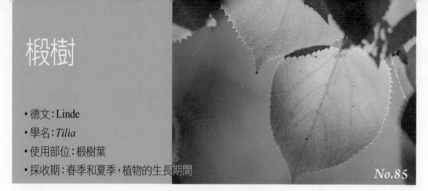

椴樹

- 德文：Linde
- 學名：*Tilia*
- 使用部位：椴樹葉
- 採收期：春季和夏季，植物的生長期間

No.85

椴樹為落葉喬木，常種植於公園裡或街道上。七月花季期間會散發出濃烈的香味。冬季的椴樹林是產量豐富的蜜蜂採蜜場。椴樹的壽命可長達 1000 年或更久。

適應症	眼睛混濁、視力差、白內障

配方：

☆新鮮椴樹葉約 10-15 片

作法：

晚上睡前，將椴樹葉放在眼睛上面和臉上。在賀德佳原典中，並未提及葉子應該放在眼睛上多長時間，或是葉子是否需要用緞帶固定，就讓葉片在睡夢中自然地掉落。

🌿 聖賀德佳《醫藥書》

「夏季，當你入睡時，將新鮮的椴樹葉子放在你的眼睛上，遮住整個臉部，讓你的眼睛清晰純淨。」

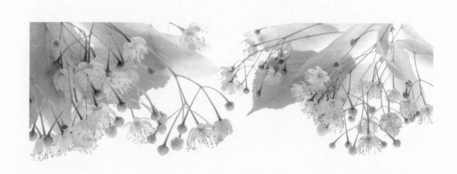

月桂樹

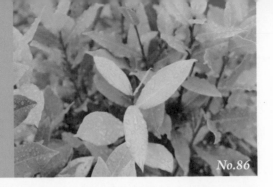

- 德文：Lorbeerbaum
- 學名：*Laurus nobilis*
- 使用部位：月桂果實
- 採收期：在德國無採收期

No.86

月桂樹是一種雌雄異株的常綠灌木，原產於地中海。在德國，經常種植在花園裡和建築物中作為觀賞樹，它通常被栽種成灌木矮叢或做成大型盆栽。在古代，競賽獲勝者獲授予桂冠，羅馬皇帝也經常與月桂花環一起入畫。

| 適應症 | 頭痛症狀 |

配方：

☆ 約 10 個月桂果實

☆ 50-100cc 葡萄酒

作法：

將月桂果放入研缽中研磨，加入酒及粥，製成粥酒混和物。首先擦或刷在頭頂，再擦前額、太陽穴，最後是整個頭部（頭部意味著頭骨的正常毛髮部分，而非臉部！），然後戴上一頂羊毛帽，再上床睡覺。

🌿 聖賀德佳《醫藥書》

「如果你頭痛，將這些漿果放到一個研缽中搗碎後，加入一些酒。然後用這種酒塗抹你的頭頂、前額和頭部，也就是整個頭部，有這樣的情況時，請將頭部弄暖並上床睡覺。 無論有多麼痛，都會減緩下來。」

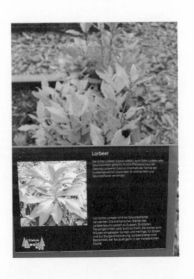

扁桃

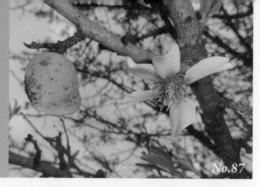

- 德文：Mandelbaum
- 學名：*Amygdalus communis*
- 使用部位：扁桃果核仁
- 採收期：夏季

No.87

扁桃可生長高達 4~5 米高，與李樹、櫻桃樹以及桃樹等同屬薔薇科樹種。扁桃是移植到南歐的樹木，它在惡劣的環境下無法結出果實，但在德國仍因它的美麗花朵可被觀賞而被廣泛栽種。

適應症	肺部疾病（肺結核？）、肺氣腫、肺炎、肝病、脂肪肝、頭部供血有障礙時的營養品、腦部缺乏營養、注意力不集中、學習困難、頭痛、疲勞

配方：

☆扁桃果核仁

作法：

扁桃果核仁可生吃或煮熟後食用。當扁桃煮熟後，棕色的殼可以很容易地被剝開，小孩以及老人喜歡吃已去好殼的扁桃果。我們也可以將扁桃果磨成粉（100 克）加入蜂蜜（500 克）當中，做成扁桃蜂蜜膏，將它塗抹在麵包上每天食用（香草蜂蜜的製作方法請參考 P.243）。

🌿 聖賀德佳《醫藥書》

「扁桃十分溫暖，內含溼氣，它的樹皮、樹葉以及汁液無法入藥，因為它所有的能量都藏在果實內。如果有人感到頭腦呆滯、臉部氣色差，因此而患頭痛，此人經常食用扁桃果實內的核仁，核仁將為他補腦，讓他氣色變好；扁桃果的好汁液以及好暖意，帶給大腦健康，帶給臉部美麗的色澤。如果有人肺部虛弱，而且肝臟受損，經常吃生或煮熟的扁桃果仁，就會帶給他肺部力量，因為它們不會讓人體過溼或過燥，而是使人變得強壯。」

※ 營養的扁桃果可以取代我們在電視機前吃的零食喔，例如馬鈴薯片、花生米等等。

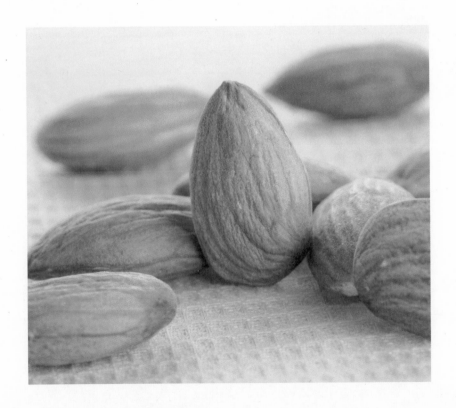

桑樹

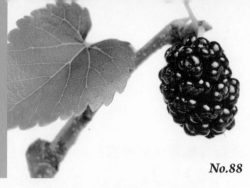

- 德文：Maulbeerbaum
- 學名：白桑 *Morus alba*
  黑桑 *Morus nigra*

No.88

• 使用部位：樹葉	• 使用部位：果實
• 採收期：開花期與開花前，五月、六月	• 採收期：夏季

可長至 10~15 米高的桑樹，可分為兩種類型：白桑（*Morus alba*）與黑桑（*Morus nigra*）。我們可以從成熟果實的顏色來區分黑桑與白桑。黑桑樹只在中歐地區生長，或也在亞洲可見。相反地，白桑樹較耐寒，它也可以在德國等天候惡劣的環境下生長。兩種桑樹都在五月開花，在七月與八月可以收成桑果。

> **適應症** 食物中毒、因化學添加劑導致的過敏症

配方：

☆桑葉汁 26 毫升

☆洋艾汁 24 毫升

☆葡萄酒 100 毫升

作法：

將桑樹汁與洋艾汁倒入葡萄酒內，將它們煮沸，等待冷卻後，便可在每餐餐後飲用約一烈酒杯的桑樹洋艾酒；用餐後約一小時，繼續再喝半烈酒杯的桑樹洋艾酒。

🌿 聖賀德佳《醫藥書》

「若有人食用了飲食中的有毒之物，應該將此樹葉搗碎，將汁液擠出，加入比它少量的洋艾汁液，然後與兩倍的優質純葡萄酒相混合，將此煮沸，然後將之冷卻，在餐後，適度地喝此酒，要經常做，那麼此毒物會透過嘔吐物吐出，或透過大便排出。桑葚樹會結出累累的果實，它的果實不會傷害病人，也不傷健康的人，反而有益人類的健康，更苦於有害。」

※ 我們也可以把桑葚當成食物來吃，可以吃新鮮的或乾燥過後的果實，或者將它們製成桑葚果醬，其口味絕佳。桑果甚至可以加到病人食用的食材當中，並不是所有的果實都可以如此做。

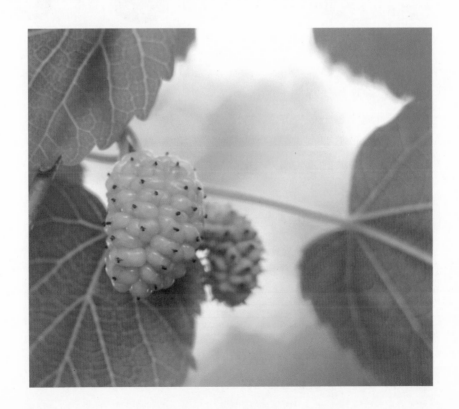

歐楂

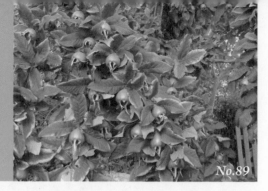

- 德文：Mispelbaum
- 學名：*Mespilus germanica*
- 使用部位：歐楂果
- 採收期：十月至十一月

真正的歐楂是一種 1.5 至 6 米高的落葉灌木，白色花朵盛開於五月至六月間。它需要陽光照射、適度溼潤和腐植土壤做為生長環境。其果實似蘋果形、約 3-5 公分大，於第一次夜間結凍之後採收。

適應症	消瘦（厭食）、力竭、康復期間、肌肉萎縮、作為病人營養食品、淨化清血

配方：

☆歐楂果

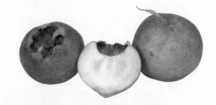

作法：

每日食用 5-10 顆歐楂果。

許多人自動地將歐楂（Mispel）聯想成槲寄生（Mistel）。槲寄生是一種生活在樹上的寄生蟲，沒有寄主植物時就無法生存。而歐楂是一種樹木或灌木，能帶給我們非常美味的果實，但是我們必須要在它們熟透時才進行採收，也就是當大地第一次結凍後，這時果實才會有好口感，我們只要取果實，並從果殼裡吸出果肉。

歐楂果不僅僅只提供給病人食用，也是德國所有原生水果中的好選擇，因為即使在冬季，也可以享用歐楂的新鮮果實。採收下來的歐楂果很容易會變質，所以可將大量的歐楂果冷凍備用。

🌿 聖賀德佳《醫藥書》

「這顆樹的果實對健康的或是生病的人都是有益的，無論吃多少，它都是好的，因為它能是肉長大並淨化血液。」

油橄欖

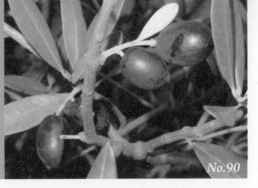

- 德文：Ölbaum/Olivenbaum
- 學名：*Olea europaea*
- 使用部位：橄欖油／果實的油脂
- 採收期：夏季

No.90

油橄欖樹能長至約 15 米高，是地中海地區最重要的樹木之一。在德國，這些喜熱、對霜凍過度敏感的植物，只能存放在溫室或是適當的植物暖房裡。油橄欖樹於五月到七月開花，結出 1.5~3 公分大、綠色至黑紫色的果實，也就是橄欖。

適應症 1 ｜ 風溼和痛風

配方 1：

☆橄欖油

☆玫瑰葉片

作法 1：

每天 2-3 次將這油擦抹在疼痛處（製油方式請參考百葉薔薇）。

🌿 **聖賀德佳《醫藥書》**

「橄欖樹比寒性來的暖和一些，它象徵憐憫。 ......而許多治療方式常常會用到油。 ......如果有人因痛風而痛苦，把玫瑰花放在這種油裡，塗抹在身體上的痛風疼痛處，他會漸漸轉好。」

※ 油的保存期限為一至二年，甚至更久。

配方 2：

☆橄欖油

作法 2：

使用橄欖油有力地按摩在疼痛的部位，直到疼痛消退或消失。
也可以使用玫瑰油。

🌿 聖賀德佳《醫藥書》

「若抽筋對身體某個部位有傷害，用力地以橄欖油塗抹傷處，
就會漸漸好轉。」

歐洲衛矛

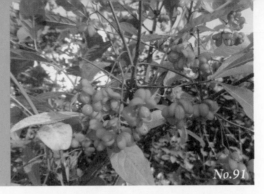

- 德文：Pfaffenhuetchen
- 學名：*Euonymus europaeus*
- 使用部位：果實
- 採收期：秋季

No.91

歐洲衛矛是一種灌木，常出現在森林邊緣、田間籬笆或河岸林間中。可長到 3 米高，它那不起眼的粉白綠花朵於 5 月間開花。「牧師頭頂上的小帽」是衛矛的偏名，此名來自它成熟亮紅橙黃綠色的果實，這些果實形狀像似一頂四腳帽，酷似天主教教士的頭飾。

※ 注意！衛矛的果實有毒！要在有經驗的治療師指導下使用！

適應症	脾臟疼痛

配方：

☆衛矛果實 5-8 顆

☆葡萄酒 500 毫升

作法：

將衛矛果實放在鍋中的葡萄酒中熬煮、過濾，並裝入瓶中。每餐飯後喝 1-2 湯匙的衛矛葡萄酒。

🌱 聖賀德佳《醫藥書》

「衛矛性溫甚於寒，代表慷慨，本性中含有一種幸福感。誰若脾臟疼痛，應取此樹上結出的一些果實放入純葡萄酒中熬煮，然後用布過濾。經常在飯後服食，他的脾臟便會獲得療癒。如果有人腹中有蟲咬嗜，因此腹部刺痛，他可以喝此藥飲，便會好轉。」

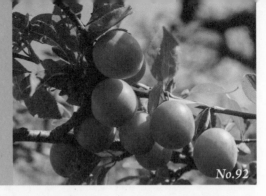

歐洲李

- 德文：Pflaumenbaum
- 學名：*Prunus domestica*
- 使用部位：樹皮和樹葉
- 採收期：五月至七月

No.92

歐洲李或李子樹可長至約 6~8 米高，花季為四月至五月。需要一個溫暖、陽光充足、適度溼潤至乾燥、營養豐富的地方作為生長環境。其果實採收期視品種而有異，落在 6 月至 8 月之間，根據聖賀德佳的說法，享用這些果實並非完全地無害。

| 適應症 | 脫髮、頭痛、賀爾蒙引起的脫髮 |

配方：

☆歐洲李樹皮和樹葉

作法：

將植物燒成灰燼，取 1 茶匙灰燼和 1/2 公升的水，製成鹼液（鹼液製作方法請見 P.245）。每次洗頭後，將這「頭髮水」抹到頭皮上按摩，用大毛巾在頭部包裹成一個渦輪狀，並靜置 1-2 小時讓它作用。

若脫髮是因藥物（如激素，化療藥物）所引起的，可以在完成治療後使用歐洲李灰燼來快速地「復育林地」。

根據聖賀德佳的說法，歐洲李果是廚房毒藥的其中之一，無論如何最好放棄享用它們。賀德佳在文末也指出，無論是歐洲李（Hauszwetschge）或是各類種的李子，都兼具使人健康也使人生病的性質，不同的是，大顆果實的品種比小顆果實的品種來得更有效力。

🌿 聖賀德佳《醫藥書》

「李樹暖性苦於寒性，乾燥又帶刺，它代表憤怒。……要將樹皮和樹葉製成灰燼，並自樹皮製出鹼液，如果頭部有頭皮屑或落髮，經常用這種鹼液清洗它，頭部就會痊癒，它會更漂亮、長出更茂密的頭髮。……然而，李樹的果實對健康的人和病人都是有害的且具危險性的，因為它引起了人的憂鬱，增加了他的苦汁，並導致他身上所有的疾病……。」

溫桲樹

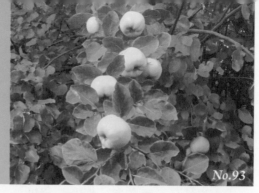

- 德文：Quittenbaum
- 學名：*Cydonia oblomga*
- 使用部位：溫桲樹果實
- 採收期：十月至十一月

No.93

溫桲樹樹高 2~8 米高，是冬季落葉的灌木，也是最後開花的果樹。它的開花時間在五至六月，在它之後，所有果樹結束開花期。溫桲樹喜歡溫暖，它的木質對霜凍稍嫌敏感，但對疾病與蟲害非常有抵抗力。溫桲樹的果實應該較長時間留在樹上，可能的話，一直到初次霜降後再行採收。之後，將它們加工製造成糖果，蜜餞，果醬，果凍或果汁。各種型態的加工品，都有絕佳的風味，令人回味無窮。

適應症	唾液過多

配方 1：

☆溫桲樹果實

作法 1：

將溫桲樹的果實去心，切成小塊或刨成薄片，加入少許的水，可能的話也加些葡萄酒，將它們煮軟。之後，添加一點糖和肉桂，增加風味。每日吃 1/2 個至 2 個水果，作為飯後甜點。這道柑橘類蜜餞可以裝瓶，加以保存。

配方 2：

☆柑橘糖果—溫桲樹果實 1 公斤

☆糖 1 公斤

☆高良薑粉 20 公

作法 2：

將溫桲樹果實去果核，帶著果皮，切成小塊，用壓力鍋煮約 20 分鐘，直到變軟，然後壓碎並且拌入 1 公斤的糖。之後，用小火煮約 1-2 小時，讓它變濃，過程中時而加以攪拌。將冷卻卻後的溫桲水果泥倒入抹過油的烤盤之中，約 1 公分的高度，放置在廚房櫥櫃上乾燥 3-4 週，之後將它們切成立方塊狀，並且保存在罐子當中。

🌿 **聖賀德佳《醫藥書》**

「如果你口中分泌過多唾液，經常吃這煮熟或烘烤過的水果，會使體內變得乾燥，並減少唾液分泌。」

※ 水果可以存放到二月份，每天有新鮮的水果，提供我們作食物，或是作為藥材。

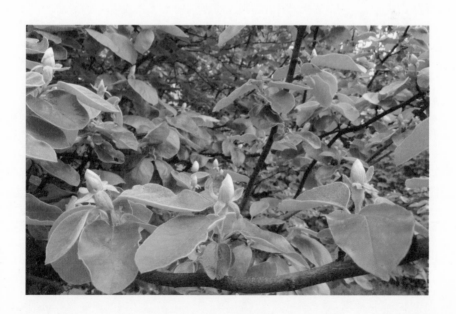

黑刺李

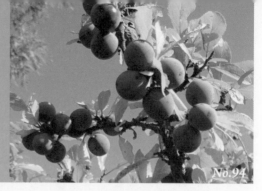

• 德文：Schlehe
• 學名：*Prunus spinosa*
• 使用部位：黑刺李的
刺• 採收期：全年

No.94

黑刺李約 1~3 米高，是帶刺灌木，繁多的白花綻放在它光滑的枝條上，花期在四月到五月期間。在大自然環境中，它常出現在路邊或森林的四周。果實在十月熟成，但在第一場夜霜後纔可食用。

適應症	尿毒症、膽固醇過高、痛風、泌尿道感染引發敗血症

配方：

☆丁香花花粉末 30 克

☆黑刺李之刺磨成的灰粉 40 克

☆肉桂粉 60 克

☆起泡沫的蜂蜜 150 克

☆葡萄酒 3 公升

作法：

將黑刺李之刺磨成的灰粉、丁香花花粉末和肉桂粉攪和在一塊兒並一點一點地加入發泡的蜂蜜攪拌。將攪好的蜂蜜糊倒入葡萄酒內並將其煮滾過。將做好的黑刺李藥用布過濾，並在高溫時裝入無菌瓶內。每次飯前喝滿一大茶匙；飯後喝滿一至二杯（烈酒杯）。

🌿 聖賀德佳《醫藥書》

「若有人因罹患痛風而失去知覺、幾近瘋狂（尿毒症！），也因此四肢癱瘓，使用綠色的或老的（乾燥的）刺，以火將其點燃，將丁香花花粉末加入到灰燼當中，同時加入多於丁香花花粉末兩倍份量的肉桂粉，再加上煮過的純蜂蜜，最後將全部都混入葡萄酒內，讓灰燼超過丁香花花粉和肉桂粉的三分之一。做成清澈的藥飲，在空腹時應適度飲用，飯後可充分服用，常常使用可減輕痛風之苦。」

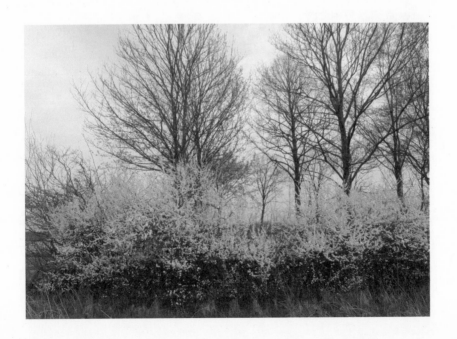

銀冷杉

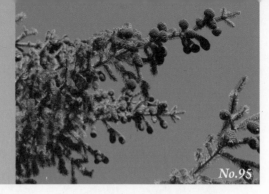

・德文：Tanne
・學名：*Abies alba U. A.*

No.95

・使用部位：銀冷杉樹皮和針葉
・採收期：三月，五月

・使用部位：銀冷杉木柴
・採收期：植物生長期

銀冷杉可生長至 60 米高（最高也是如此），是一種在德國原生林地中的常青針葉樹。一個明顯的特徵是它有著亭亭玉立的松果，且在針葉底面表層有兩條銀色條紋。銀冷杉在五月到六月開花，需要富含營養和適當溼度的土壤。它可數十年在高樹底下陰影處好好地生長著，在不需要多但足夠的日照下迅速地茁壯生長。

| 適應症 | 脾臟痛、胃痛、頭痛、痛風、心力衰竭、精神失常 |

配方：

☆銀冷杉樹皮／針葉／木柴 100 克

☆鼠尾草葉 50 克

☆水 1/2 公升

☆五月牛產的奶油 150 克

作法：

將銀冷杉樹皮、針葉及其少數木柴，加入剪成小塊的鼠尾草葉，與水一起「熬煮」，將奶油加入濃濃的銀冷杉－鼠尾草糊中，再將整個持續攪拌直到相融在一起。可加入 50 克山羊脂來增加其固著性。接著，用一塊布將此藥膏過濾，之後放置於冷水槽內攪拌直至固態。瀝去藥膏上聚集的水，將藥膏重新加熱並攪拌等它再度冷卻，將完成的藥膏裝入小藥膏罐內，保存在冷藏室或冷凍室之中。每日抹用兩次，先塗抹在心臟的區塊，然後敷在疼痛的部位。

🌿 **聖賀德佳《醫藥書》**

「當此樹青綠時，也就是三月和五月的時候，從其表皮和樹葉、並從其木剪下數小塊，以防其汁液流失，再加入約其半量的鼠尾草葉，而後將其同時在水中濃煮。加入五月從牛產的奶油，然後過布篩濾，製成藥膏。當人頭痛、痛風、癲狂或有精神疾病，剪下其髮並將膏藥塗抹其頭，第二、第三天持續操作，頭部將恢復健康，知覺感官則將回復。但若有人脾胃疼痛，心力衰竭時則先在心的位置傅上藥膏，胃痛時即在胃臟上方或是脾臟疼痛則在脾臟上方塗抹藥膏，（藥膏）會運其力深入其膚，其人則藥到病除。」

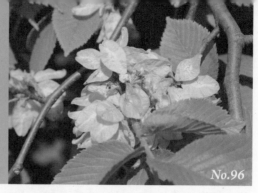

榆樹

- 德文：Ulme
- 學名：*Ulmus*
- 使用部位：榆樹木柴
- 採收期：冬季，下弦月時

No.96

在榆樹這個概念底下蘊含著一些被列入榆科的樹木，例如[1]：歐洲春榆／無毛榆（*Ulmus glabra*）、歐洲白榆（*Ulmus laevis*）、歐洲光葉榆（*Ulmus minor*）、垂枝榆（*Ulmus pumila*）和英格蘭榆樹（*English Elm*）。不同品種的榆樹可長至15~38米高。它們需要一個排水良好、適度溼潤且養分充足的土壤環境，且要在一個有陽光也有遮蔭的位置，才能茁壯生長。榆樹與銀冷杉一樣面臨生存的威脅，「紅皮書」已將歐洲白榆（*Ulmus laevis*）、歐洲光葉榆（Ulmus minor）列為瀕危物種。

| 適應症 | 肝火、火氣、忌妒、小氣、不老實、好鬥、貪婪、冷言冷語、任何與仁愛衝突的罪惡 |

配方：

☆榆樹木柴

☆水約 50 公升

作法：

將水以榆樹柴火加熱，每周一至二次進入泡澡。

🌱 聖賀德佳《醫藥書》

「凡以此木燒火並用其燒水而入內浸泡者，則可將壞心腸、也就是不善的意圖排除，（其）供以仁慈善心並使人心神歡愉。」

1. https：//zh.wikipedia.org/wiki/%E6%A6%86%E5%B1%AC；
https://sheethub.com/data.gov.tw/%E5%9C%8B%E5%AE%B6%
E6%95%99%E8%82%B2%E7%A0%94%E7%A9%B6%E9%99%A2-
%E7%94%9F%E7%89%A9%E5%AD%B8%E5%90%8D%E8%A9%9E-
%E6%A4%8D%E7%89%A9%E5%AD%B8%E5%AD%B8%E8%A1%93%E5
%90%8D%E8%A9%9E?page=807

歐刺柏

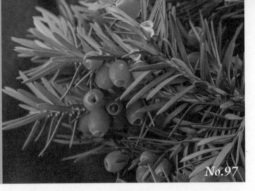

- 德文：Wacholder
- 學名：*Juniperus communis*
- 使用部位：刺柏細枝
- 採收期：需要時

No.97

歐刺柏屬於柏科，在南方高度約達 10 米，在德國較高緯度的環境中，其高度與溫度一樣較低。其木材為木工車床所喜用，其莓類的球果是適用於各種餐點的熱門佐料。

適應症 有過敏傾向、發燒

配方：

☆鮮嫩青綠的刺柏細枝（約 15 公分長）5-7 枝

☆水 2 公升

作法：

將細枝放在水中約煮 10 分鐘，完成的煎藥作為三溫暖的湯劑使用。

🌿 **聖賀德佳《醫藥書》**

「取青綠刺柏細枝入熱水煮之，以其熱水做蒸氣沐浴，常入內浸浴，將減少體內各樣噁心發燒。」

胡桃樹

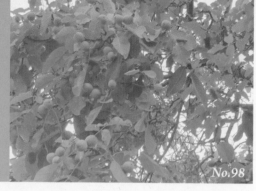

- 德文：Walnussbaum
- 學名：*Juglans regia*
- 使用部位：新鮮的果實
- 採收期：初夏

No.98

在早期，每個農場都有胡桃樹，它為人類提供了堅果作為食物，具濃烈香氣的葉子可做為動物的草薦，據說草薦對防止害蟲的侵害很有效。另外，它的木材有很高的價值，並常被用來做成傢俱。胡桃樹可長至 30-40 米高，果實在十月份熟成。

適應症	蠕蟲、蛔蟲

配方：

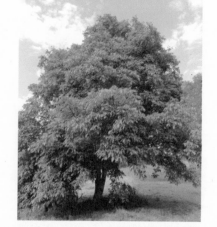

驅蟲食譜

☆胡桃葉汁 50 公克

☆毛蕊花汁 25 公克

☆蕁麻汁 25 公克

☆蜂蜜 3500 公克

☆葡萄酒醋 3-4 匙

作法：

將以上所有配料放入一個乾淨稍大的鍋裡，並將它們加熱到沸騰。過程中，會有一些泡沫浮出表面，我們必須不斷地使用羽毛或勺子，將它們撈出來。透過不斷地撈起泡沫，可以省去製藥的過濾步驟，這是賀德佳的醫學當中必要的步驟之一。在烹煮過程中，將藥材中含有的雜質過濾出來，藥材煮沸之後，便成了一道美味可口、連小孩子也「愛不釋口」的「本草蜂蜜汁」。隨即，必須把這道本草複方裝進玻璃瓶中，並將瓶子鎖緊。當有人被蛔蟲或蠕蟲侵擾時，我們可以根據上述記載的方法，服用此一方劑。

🌿 聖賀德佳《醫藥書》

「胡桃樹溫暖而苦澀，在它結出果實之前，它的苦澀和溫暖都在樹幹和樹葉中。 ...但是當核仁開始生長時，苦味逐漸減少而漸生甜味。當核仁中的甜味增加時，甜味會擁有一種輻射力，在甜味與輻射力交相作用下，使核仁生長出來。其苦味及暖性便保留在樹幹當中，並使堅果向外生長。所有生果樹的果實生長成熟後，它們的葉子不再用來入藥，因它們的汁液已進入了果實。」

使用方法與劑量：

較小的孩子：飯前一刀尖滿、飯後 1/2 ～ 1 茶匙

幼兒園兒童：飯前 1/2 茶匙、飯後 1 茶匙

成年人根據大小和體重：飯前 1 湯匙、飯後 2-3 湯匙後

這種藥方是否也有助於驅離條蟲感染，尚未有臨床經驗。至於治療蛔蟲感染，則有相當成功的經驗。

「如果有害以及壞的體液，如毒物一般地在人體內起了作用，並產生蠕蟲，便應該取同等份量的異株蕁麻汁及毛蕊汁，取用上面兩種汁液同等份量的胡桃葉汁，並且將三者相混，或者當人們找不到胡桃葉時，也可以從胡桃樹皮中取出如此多的汁液，加入些許醋以及足夠的蜂蜜，將它們放進一只新鍋下去煮沸，並將上面的泡沫撈出，熱製好之後，將鍋子從爐火中取出，空腹服食少許藥劑，不讓此藥方的強烈作用力造成傷害，如在飯後喝此藥劑即可喝個足夠，因為食物的力量會綜合此藥劑。」

釀酒葡萄

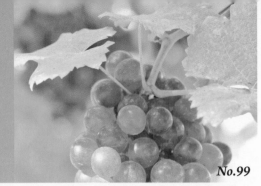

- 德文：Weinrebe
- 學名：*Vitis vinifera*
- 使用部位：裁剪下的葡萄藤枝
- 採收期：二月

No.99

葡萄藤是年生的爬藤類植物，它的高度可從約 5 米至 30 米。人們將它們種植在葡萄園、房屋牆壁旁或攀爬架上。五月至七月期間，黃綠色的花朵開在長 4 至 10 公分的密集圓錐花序上。由此花朵結出的漿果可能是綠色、黃色、紅色或藍色，其直徑為 5~25 公釐，成熟後的漿果嘗起來十分地香甜與多汁，美味可口。

| 適應症 | 牙齦萎縮，牙周病，牙齦出血，牙齦炎 |

配方：

☆葡萄藤灰燼 2 湯匙

☆葡萄酒 1/2 公升

作法：

將溫熱的葡萄藤灰燼放到葡萄酒當中，用力地震盪此酒，每餐餐後使用這種「葡萄藤灰燼牙齒護理液」來刷牙，同時用它輕輕按摩牙齦。

製作灰燼的方法，請參考本書「植物灰」與「製作鹼液」第七章兩節（244 頁和 245 頁），如果我們想從已經冷卻的葡萄灰燼中製作葡萄灰牙膏，就得將此灰燼放在預熱到 200-250°C 度的烤箱中，加熱約 10 分鐘，然後將加熱後的灰倒入酒中。

🌿 聖賀德佳《醫藥書》

「我們可以為培植之用修剪葡萄園的葡萄樹，在殘月期會比在盈月期獲得更大的效益與更大的水果產量，因為，如果我們在盈月期修剪它們，會流出更多的汁液與樹脂。此時，葡萄藤枝會有些微的乾燥，相較於殘月期的葡萄藤，因為它的力量會繼續留在裡面，月盈的時候，修剪的部位會再生長並且變硬。」

※ 葡萄藤通常會在二月份下弦月時進行剪枝。

「如果牙齒周圍的牙肉腐爛了，並且牙齒變得虛弱，可以將溫熱的葡萄灰燼倒入葡萄酒中，用它來刷牙和牙齦。」

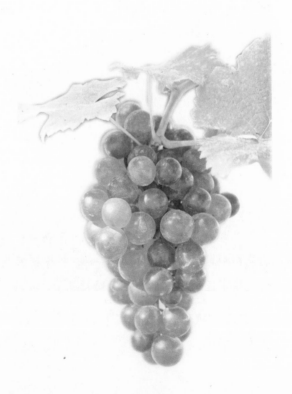

絲柏
（地中海柏木）

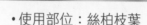

- 德文：Zypresse
- 學名：*Cupressus sempervirens*
- 使用部位：絲柏細枝
- 採收期：需要時

No.100

- 使用部位：絲柏木柴
- 採收期：全年

- 使用部位：絲柏枝葉
- 採收期：植物生長期

絲柏是生長高達 30 米高的不同樹木的統稱，主要分布在地中海及較暖和的地區。

注意：不要與普通的柏樹混淆！

適應症 1　胃部疼痛

配方 1：

　☆絲柏木屑 2-3 湯匙

　☆水 2 公升

作法 1：

　將絲柏木屑放入葡萄酒中煮沸，過篩後放入無菌瓶中。每天餐前喝一小杯（烈酒杯滿滿一杯）。

🌿 聖賀德佳《醫藥書》

　「絲柏非常溫暖，象徵天主的奧祕。胃痛時，取絲柏木柴，無論是新鮮的或是乾燥的，削一些木屑放入葡萄酒一起煮，空腹時喝，經常這樣喝能幫助胃痛好轉。」

| 適應症 2 | 一般性的身體虛弱、因荷爾蒙引起的乏力（愛迪生氏病 [2]Morbus Addison）、修復期間 |

配方 2：

☆絲柏枝葉一綑

☆水約 80 公升

作法 2：

將絲柏枝葉放入水中煮約 20 分鐘之後過篩。取用這煮過絲柏枝葉的水泡澡，每週 3-5 次。每次的泡澡都重新煮新鮮的絲柏枝葉湯。煮過的絲柏枝葉可做堆肥使用。

聖賀德佳《醫藥書》

「虛弱甚至全身無力的人，將枝葉放在水中煮，取這水洗澡，經常如此做，他會得到痊癒並恢復他的力量。」

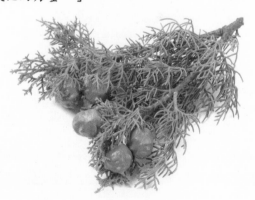

2. 愛迪生氏病（Addison's disease），即原發性腎上腺功能不足（primary adrenal insufficiency），是腎上腺無法分泌足夠的皮質醇所引發的疾病。參考：https：//zh.wikipedia.org/wiki/ 愛迪生氏病。

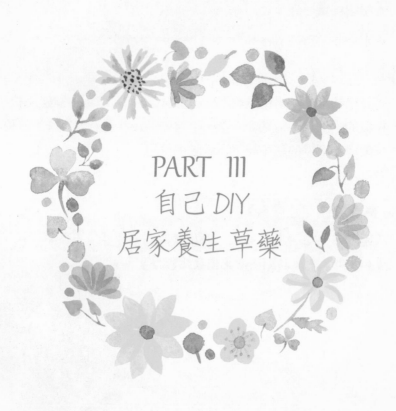

PART III
自己DIY
居家養生草藥

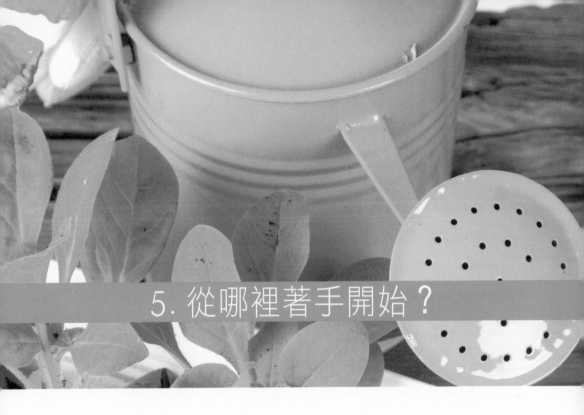

5. 從哪裡著手開始？

　　大部份的聖賀德佳藥方，植物佔大宗，且效果顯著，因此自製草藥有一定的好處：

　　一、戶外有些植物數量龐大，採集它們，並不會危及它們的生存。

　　二、有一些多年長在花園裡的「野草」，任何時候都可以採集。

　　三、我們可以在自己的花園或陽台的箱子裡，培育一些藥用植物，需要製作草藥時，可隨時取用。懂得植物的相關背景、種植的方法與收成的方法，我們就可以獨立作業。

但是，既然有了這麼多優點，應該也有個缺陷吧！然而我卻不知道，這算缺陷，還是禮物；因為有些我們製作草藥所需的植物是保育類植物，也就是說，我們不可以使用這些野生採集的植物！這意味著：我們必須在花園裡栽種這些藥用植物並負責繁殖，讓我們有足夠的植物，可以製造草藥，並且能夠將這些草藥乾燥後保存起來。

　　過剩的植物可以豐富我們的生態園，藉著新栽種的植物，我們可以擴大自然界物種的多樣性，提供昆蟲食糧，也因此為自然保護盡一己之力。但是，我們畢竟無法自行栽種我們所需的一切藥用植物。有些植物來自熱帶，在我們惡劣的氣候下無法蓬勃生長，只能在藥房、有機食品店、藥妝店或健康食品商店購買。

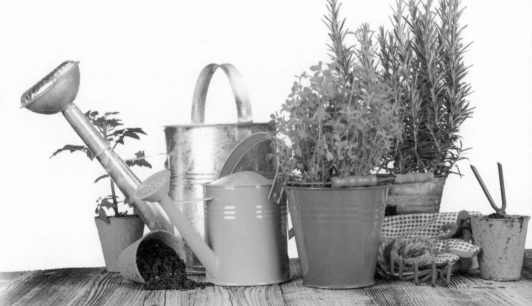

首先，栽培藥用植物

在自家花園栽種藥草的傳統歷來已久。修道院和農家的花園裡，經常栽種具有療效的植物，用來製造軟膏、貼布、草茶、藥酒等等。有一些藥草從國外進口，就定居在我們的花園裡，因為進口舶來品不但昂貴，而且當時路途艱困，比起今日，更是費時冗長。即使今日，在自家花園栽種藥草仍有好處，因為：

一、透過有機栽種可保護生態環境，並生產自製草藥的高品質原料。

二、即使專門店無法取得的草藥，都可自給自足。

三、與大自然密切相處，在新鮮空氣處工作，對人的身心有療癒之功效。

但若無法自行栽種，大部分的草藥都可以在藥房、藥妝店、健康食品店或天然食品店購得。

誰若想試試手氣，種植藥草，下列建議應有助益。基本上任何花園和花園的土壤都適合栽種藥草。

很多藥草都可以讓我們用以下的方法來栽種：

a. 將已經種在花盆裡的幼苗移植到花園（比較推薦的方法）。

b. 從種子開始培育藥草。

比較簡單的方法當然是向花農購買植物，然後移植到自家花園。至於種在哪裡就聽花農的建議。

有一些藥草也可以栽種在陽台或木桶裡，這可向花農請教。由種子開始培育藥草相對比較困難。但因有些特定的植物，我們只能取得種子，也只好採用此方法，本書也會進一步說明栽種培育的方法。

由種子栽培植物

我們必須知道，每顆種子都含有一種發芽抑制物質，會阻礙種子發芽。這物質一旦失效，幼苗就會開始生長。不同植物的抑制物質都可以不同方式加以摧毀與去除。

胚芽可分為四類：

1. 霜凍胚芽（也叫作冷胚芽）

2. 溫胚芽

3. 光胚芽

4. 暗胚芽

霜凍胚芽需要 0℃ 左右的溫度，才能去除抑制胚芽的賀爾蒙。但是將裝著霜凍胚芽的盆子放進 –18 ℃ 的冷凍櫃毫無意義，因為這種驟降溫度的極端形式在大自然絕不會發生，也會使種子死亡。

播種的最佳時間是秋天，冬天可將培育盆放在花園、陽台，並將土壤以雪覆蓋。

溫胚芽需要在 10℃ –20℃ 才能生長，有些溫胚芽能撐過一段寒流也不會受傷，但是有一些胚芽卻會死亡。

栽培方法

首先，我們需要一個培育盆（木或陶土製的），並填滿好的花園土壤，可添加一些堆肥和沙子。

現在，我們將種子分配在盆子裡。根據栽培須知將種子：

☆分佈在土壤上，壓下（光胚芽）；

☆分佈後，再用少許土覆蓋（暗胚芽）；

☆置於溝槽內，用土覆蓋，然後用灑水器澆水。

有些種子只能放在潮溼的沙土裡，因為可以加速發芽。微型種子要在播種前與細沙小心混合，以確保撒種可以更均勻。播種後，要讓土或沙常保溼潤，然後開始耐心等待！有些種子迅速發芽，但也有可能種子待在土裡一年，甚至更久，沒有任何生命的跡象。要保持耐心，別把培育盆扔了！發芽後，幼苗要特別小心翼翼，（最好是用小鑷子）個別移植在小花盆裡。五月初，在終霜之後，移植到戶外。土壤應保持無雜草，並根據植物種類，適當地灌溉。

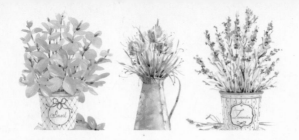

播種期與月象息息相關

關於播種的時機，我們從聖賀德佳的文本得到提示：

「較之盈月時收成的種子，用殘月收成的種子播種，雖然發芽與生長較慢，梗莖發出較少，但是穀類產量更豐碩。」此段文字很清楚地讓我們看到，在收成種子時，我們就要注意月亮的圓缺，因為月亮的狀況已預設了下一個植物生長期。

在殘月收成的藥草種子（包括穀物、鮮花種子、牧草種子），發芽、生長都較慢，但提供我們大量種子可供來年播種。「盈月播下的種子發芽快，長得快，帶來更多綠葉。」如果我們想要很多藥草，便要在盈月時撒種——我們通常對收割的時機已經沒有影響力了。這個原則也適用於一般養護草皮的播種時間點。

我們看到有諸多影響植物生長的因素：不僅是土壤溼度、氣溫和光線影響栽培的藥草茂盛與否，月亮的陰晴圓缺也會抑制或促進種子的萌芽，並會照顧它成長！

選擇合適的栽種位置

不是每一種植物都能受得了任何氣候。正如對發芽的影響一般，陽光、土壤、溼度與氣溫對植物往後的發展，都扮演著重要的角色。

那些原本生長在森林的植物，就種在花園籬笆或是果樹、漿

果樹叢下，或是種在建築物的北方或是西北面。喜水的植物，必須種在潮溼的地方，例如花園的池塘邊。喜好日照的植物需要沒有遮蔭的地方，例如：建築物的南邊。

其次，將藥草採收後保存起來

如果在花園裡培養香草植物，我們遲早必須收成，儲存起來製造我們的草藥。使用的藥草部位如（配方）文中所述：

☆藥草（所有地上部分：莖、葉、花）；採收期：通常在開始開花時

☆葉子；採收期：開花之前或花開期間

☆花朵；採收期：開花時

☆花苞；採收期：就在花苞綻放前

☆果實和種子；採收期：完全成熟時

☆地面下的植物部分（根、根莖、鱗莖）；採收期：通常在秋季或早春

所有的植物部位都可以新鮮加工（做成藥膏、藥水、藥酒、草藥蜜……）或乾燥後與其它的香草及添加物組合在一起，或是單方製成藥品，加以使用。

如果是新鮮的加工植物，我們會遵照聖賀德佳對於收成的指示所給予的建議：

「關於藥草的採收：在月盈時從地上割取或是連根拔起的高貴、有療效的藥草，汁多，充滿能量，較月損時收成的更適合製作成藥糊、藥膏或是其他的藥物。」

在盈月收成的植物或所需使用的植物部位，現採後，可以在草藥廚房裡新鮮加工。我們可以馬上將它們製成（藥膏、藥水、藥酒、草藥蜜……），保留起來以備後用。

要加以乾燥的藥草，同樣也得在月盈時收成，因為這藥草和所製成的藥劑，藥效較強。然而，乾燥的過程必須特別仔細，如我們在聖賀德佳書中所讀到的：

「此時這些待乾燥的藥草富含水分，比月損時所採收的藥草含水量更多」。

優先選擇自然乾燥法

為了避免這些要乾燥的藥草部位如草、花、葉或根部發霉，我們將在確保天氣良好的條件下，進行乾燥工作。

因此，我們在以下的氣候條件下，收集將進行乾燥的藥草：

☆在乾燥的天氣（連續 2–3 天不下雨）；
☆只在豔陽、溫暖的日子，且植物上的露水已消失時。

為了能夠快速乾燥並有良好品質，就把這樣收成的植物通風

地放在合適的空間裡（通風溫暖的閣樓，窗戶敞開），或放置在戶外陰涼處。

聖賀德佳對於如何乾燥藥草有所描述：

「……但是軟雀花（sanicula europaea）也要在太陽下乾燥，才不會減少它的能量，因為在太陽下乾燥藥草，太陽不會奪走其療效，但是用火乾燥藥草則會……」

尤其要在太陽下將藥草粗糙的部分晒乾，如皮、根、種子。只要可能，盡量選擇自然乾燥，而非人工乾燥。

乾燥前，先將根部從土中小心取出，加以刷、洗、瀝乾、切割，將切成小塊的藥草放到乾燥架上。乾燥過程，植物會脫水。因此，讓溫暖、乾燥的空氣能夠從四面八方流向那堆植物，是件很重要的事。

鋪設乾燥網框

為了鋪放這些藥草，我們使用一個木製的框，將其中一面，用鐵絲網或類似的（黃麻、棉、麻織物或包裝紙）繃起來，線網密度的大小，以乾燥後的植物不會掉落為原則。我們可以將許多的乾燥網框，組成乾燥網框架。依照網框作法的不同，可將網框推進乾燥架，或直接將網框堆疊在一起。

將藥草鋪晒在網框的準則

☆樹皮和根：每平方公尺的乾燥面積上，不超過 1000–1500 克。

☆草本或葉：每平方公尺的乾燥面積上，不超過 500–800 克。

☆花：每平方公尺的乾燥面積上，不超過 200–400 克。

視所要乾燥藥材的屬性與天氣，乾燥過程在夏天需要 3–14 天，秋天和早春則需 10–30 天。

人工乾燥法也是一種方法。首先，讓加熱過的空氣（不超過 40℃）吹過要乾燥的藥材，去除水分。早春、雨季與深秋，尤其適合採取此方法。我們也可以在專門店裡，買到這些乾燥設備。乾燥過的藥草裝入紙袋、罐子或深色玻璃瓶中，保存在乾燥、溫度適中的地方。

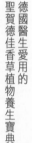

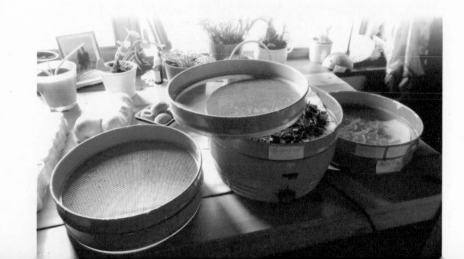

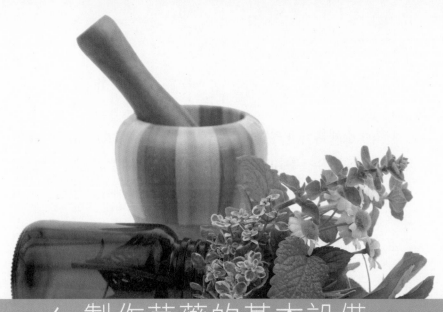

6. 製作草藥的基本設備

　　我們自製草藥時，需要一定的設備及專業知識。大部分的實驗室設備都可以在家裡面找到。設備如下：

鍋

　　如果可以，我會說，一個（或多個）烹飪鍋是我們小型草藥實驗室的基本配備。鍋子應該是鋼製的，因為聖賀德佳表示，鋼鐵具有特別的療效。

　　「……如果你懷疑，食物或飲料有毒，……可以偷偷放入一塊加熱的鋼，如果裡面有毒，它會藉著削弱其毒性，降低毒害。」

　　我們雖然不會採用有毒的葡萄酒製作藥劑，但是有誰能百分之百宣稱，我們有機生產的葡萄酒，完全不含環境毒素呢？

雨水也降落到非有機耕作農人的土地（當然如果不是這樣就糟了），而這使有害物質進入土壤，最終進入植物體內。鋼鍋可以幫我們稍微削弱環境毒素的作用。日常三餐可以、也應該用鋼鍋烹煮。

若有琺瑯鍋具，當然也可以毫無顧慮地用來製作藥酒，但卻不適合用來製作草灰，因為琺瑯層會因高溫而損毀。製作草灰用鐵鍋就夠了，但是不可有木質或人造材質的握柄。不應使用塗有鐵氟龍或其他人造材質的餐具。

電子爐、烤箱、壁爐

在聖賀德佳的時代一定還沒有電爐，也沒有電磁爐與微波爐。

如果可能，我們會放棄使用這種爐灶。如果實在沒有其他辦法（市區公寓、沒有煙囪可排煙），在不得已的情況下，使用電灶或電爐，我們可以睜一隻眼閉一隻眼。微波爐則完全不適合用來製作草藥！所以我們會用柴爐或瓦斯爐（或酒精燈）熬製草藥。

燃燒某些特定種類的木材——根據聖賀德佳的說法——對人也有特定的療效。例如榆樹的火光對痛風患者有舒緩作用。對我們而言，其他種類的木材更重要：即櫸木或角樹。聖賀德佳對燃燒角樹的功效有下列的描述：

「當我們在室內燃燒顯示有某種蓬勃氣息的角樹和其他木材，……空氣中的精靈與惡魔般的詭計會退避三舍，因為它們察覺到某種欣欣向榮的氣息。」

這是我們為什麼要用柴爐製作草藥的真正原因。我們不知道聖賀德佳所謂空氣中的精靈是什麼，但是可以確定的是，它們會害人與騙人，而欺瞞（誤讀配方、成分錯誤、製作方法錯誤）會讓我們徒勞無功！能夠逼退空氣中精靈的樹種有：柏樹、杉木、櫸木、角樹。若要製作草藥，應特別使用這些樹木當燃料。不時也可以在盤子上燻一丁點乳香，因為這會「明亮雙眼，潔淨大腦」。有誰不需要這個呢？

乳香可以和鹿角粉末混合，會有以下作用：

> 「其氣味充滿力量，內含的鹿角可以趕走難纏的鬼魅，並可壓制魔法、驅離害蟲。」

我不知道「害蟲」是否指細菌和其他病原體，或是不斷干擾工作之令人討厭的人。但是我猜，這些乳香混合配方有強烈消毒與清潔的功效。

研磨添加物的工具

A. 咖啡磨豆機

阿嬤舊的手動咖啡研磨機又可以派上用場了！它可以用來磨製我們的藥材。例如乾果與根部的藥材，都可用咖啡研磨機研磨。多數研磨機都可以調粗細，也就是說可以調整被研磨物的細緻程度。我們需要這項功能，一方面可以製作粗穀粒（或野小麥粗穀粒），另一方面也可以作細活，將特定植物磨成粉。

B. 研磨缽或金屬研缽（不鏽鋼）與杵

在研磨缽內，可將已細磨的植物顆粒再用杵磨成粉。若要搗碎果粒（如小茴香）、根部或新鮮藥草，可使用金屬研缽。

C. 半月刀、絞肉機或絞碎棒

要將新鮮的植物切成小塊，可以使用半月刀（Wiegemesser），例如製作西洋縷斗菜蜜汁。若要製作草藥糊（如：蕁麻糊）或草藥汁（如：西洋縷斗菜汁），就將切細的草藥進一步放在研磨缽內或金屬研缽內磨細。如果要細切的藥草數量較多時（如製作早春艾草食療藥材），可使用絞肉機、絞碎棒、新鮮植物榨汁機，或配備有旋轉刀片的廚房小家電。這些工具也可以將藥草切得很碎，使汁液流出，但是我們只在數量較多時使用它們。否則我們只需要使用研磨缽，因為清洗絞肉機所需要的時間，比起清洗研磨缽所需的時間較多。

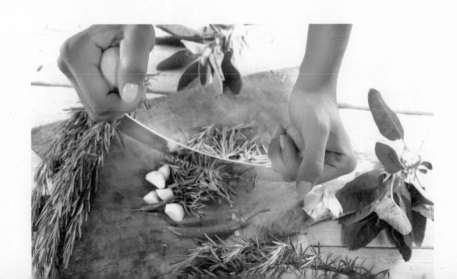

磅秤和量器

A. 磅秤

　　所有的秤只要準確，原則上都可以用來衡量我們草藥添加物的重量。不需要昂貴的藥鋪電子秤，天平、面板秤或有移動式秤砣的磅秤即可，它們相當準確，況且不需要插電也可使用，這也是優點之一。

B. 量杯、單次使用注射器、附玻璃圓筒可重複使用的注射器、量筒

　　為了測量特定劑量的液體，我們需要適當的器皿。少劑量的液體（1–50 毫升），可使用量筒注射器（注射器附有可替換、重覆回收的玻璃圓量筒，可長期使用）或單次使用注射器來測量。即使是單次使用注射器也可重複使用。用後以熱水清洗。

　　為測量 50–1000 毫升的劑量，我們採取的量筒必須是準確受過驗證的。然而大多數情況下，只要一個簡單的量杯，而且是家家戶戶都有的量杯即可。有些配方或食譜給出的是大約的劑量，這也夠了，例如：滿滿 1 茶匙。

　　劑量表：

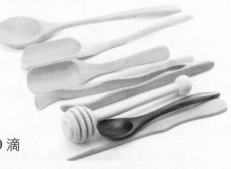

　　1 茶匙 = 5 毫升

　　1 湯匙 = 15 毫升

　　1 烈酒玻璃杯 = 約 20 毫升

　　1 公克水或溶液 1 公克 = 約 20 滴

　　1 公克精油 = 約 50 滴

精煉器具

聖賀德佳在配方中常寫到，製好的成品應淋過一塊布。她所描述的是將甘香酒劑[10]過濾成了「清澈藥飲」（藥酒）。為此，我們使用（細或粗網的）不鏽鋼篩子，並鋪上剛洗、熨過的尿布巾（或其他天然、未經漂、染的寬網布，如棉布或亞麻布）。將滾燙的藥酒用此布過濾，並立即趁熱裝入消毒過的瓶子，加以密封。不要使用咖啡濾紙或濾紙，因為可能會濾掉療效所需的成分或沉渣。

其他有用的輔具

A. 大湯勺／湯勺

我們需要湯勺用來攪拌藥酒，並將藥酒中的藥草均勻分散。我們可以用湯勺將熱蜂蜜上的泡沫刮除。

B. 布巾、藥酒壓榨機

若要製作某些植物的汁液（如車前草——治昆蟲叮咬）時，必須擠壓出先前磨碎的新鮮藥草（用半月刀、研磨缽）。量多時，我們使用藥酒壓榨機，量少時就用一塊布。

用壓榨機時，在機上的輪盤施壓，使藥汁流出。用布榨汁時（如手帕或亞麻布），要將磨得很細的新鮮藥草放在布的中

德國醫生愛用的
聖賀德佳香草植物養生寶典

---

[10] 譯註：許多聖賀德佳藥劑製造的過程，是先將藥草放入葡萄酒中熬煮，讓酒精部分揮發，此即成甘香酒劑，之後必須再經過器具的精煉才能成為藥飲。

心，用一隻手抓住布的四角，另一隻手旋轉布，讓受到擠壓的絞碎藥草流出藥汁。藥汁通常藉低熱消毒法、冷凍或摻入酒精，以利保存。

C. 茶碟或小碗

我們需要這些器皿，擺放已經量好劑量的藥草，讓我們更能夠綜觀一切，更快看到還缺少甚麼。

D. 磚（平瓦、屋頂瓦片、耐火土板或陶片）

因為有些藥草，聖賀德佳說，要在熱磚上乾燥，或是燒成灰燼或燻烤。為什麼我們正好選擇磚，聖賀德佳在「沐浴發汗」篇有下列的描述：

「……石頭內含有火氣和各種溼氣。若將石頭置入火中，石頭內的溼氣無法完全排出，用它們來發汗，沒有療效。比較健康的方法是用磚，因為磚是燒過，而且乾燥的，因為磚內的水氣透過燃燒消失、排除了。」

磚裡面沒有可能損傷人體的「細微水氣」！

E. 砧板

我們要切碎藥草，需要一把鋒利的刀和一塊合用、清潔的底座。砧板會保護我們的刀鋒與工作桌面。木質的砧板比人造材質的切菜板適合，因為木頭，尤其是山毛櫸木，內含抑菌的成分。用石頭當砧板並不適合，因為它使刀鋒很快變鈍。

瓶、小瓶、陶罐、罐、袋

　　為保存製成和半製成的藥物，我們採用在相關商店或是藥店裡可購得的容器。在裝罐前，先用沸騰熱水洗淨瓶子，藥瓶可以多次重複使用！

　　☆瓶，容量 500 毫升，為盛裝藥水

　　☆附滴管或流出孔的小瓶：20–50 毫升，為盛裝藥酒和油性製劑

　　☆陶罐：30–100 克，為盛裝軟膏和混合粉末

　　☆牛皮紙袋、鐵罐或附瓶塞的玻璃瓶：用於儲存乾燥藥草

標籤

　　若想要在一兩年後，依然知道不同容器中儲存了什麼，最明智的辦法是貼上標籤。

　　它應該包括以下資料：

a）瓶子裡裝了什麼呢？（例如：洋香菜 - 蜂蜜 - 酒）

b）這藥方專治什麼？（適應症）

c）何時裝瓶？（製造日期）

d）配方的成分？（配方説明）

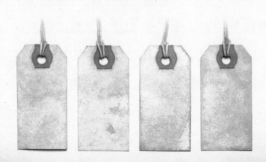

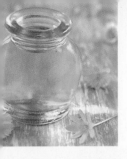
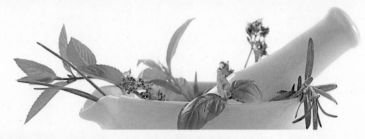
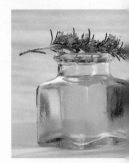
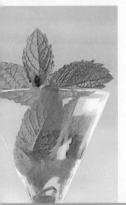
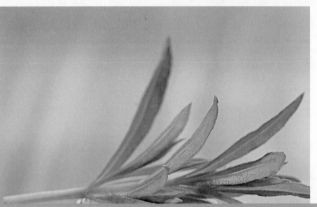

7. 將香草加工處理成藥品

製作與組合藥材有著悠久的傳統，專有名詞稱為 Galenics，意思是「製藥術」，這個字源於希臘醫生蓋倫克勞狄斯（Galenus Claudius），他於西元 129 至 201 年間，在當時古羅馬生活、工作。他是第一個提到用製藥術製藥的人，自行研發如藥水、藥糊、軟膏、藥布和配方。之後，大概也是他自己製作，或請人製作。

嚴格地說，一個有療效的原料還不是藥品。它必須先按規定加工處理過，才可以被當成藥品服用。請看下面的例子：

整株生的龍膽根並非藥品！我們必須把它加工成正確的形式才能夠使用。也就是說，我們要先將它清洗乾淨、切碎、乾燥，在聖賀德佳自然醫學中我們還要將它磨成粉末，然後將此粉末，也就是藥品，當成成品一般灑在湯上。就這麼簡單囉！

以下會經常出現「藥品」（Drogen）這個詞。在這裡藥品指的不是麻醉劑。我們稱一般新鮮或乾燥的藥草為藥品。

動手前再審視一次

在我們開始工作之前，讓我們再多做一些考量：

剛開始，我們常會興致勃勃動手製作草藥，卻在過程當中發現少東缺西的。為了避免這種情況，應事先把所有材料分別放在茶碟或適當的容器上，這樣就能確保工作中沒有「驚喜」。這也適用於工具，在工作前將事先備齊的所有工具擺好。

現在，我們在腦海中將配方一步一步地想過，並比對製作所需的一切是否齊備。若無所缺，就可以開始工作了。

再簡述一次：
1）打開處方，仔細讀過（最好事先閱讀聖賀德佳的原文）。
2）將所有的配料秤過或量過，並將所需的器材放在手邊擺好。
3）在腦海中將配方一步一步地想過。

製作不同形式的藥劑

粉末

在聖賀德佳自然醫學中，我們需要一系列的粉末。我們將粉末區分為，以單一藥草所製的單方粉末，與含有多種藥草成分的複方粉末。

1）單種藥草粉末

切碎並乾燥單一藥草或此藥草的適當部位，將乾燥的藥草放在咖啡研磨機或穀物研磨機裡磨成粉末。通常，我們只需將這些材料放進研磨機，將研磨機調到最細粉末的位置，就可達到我們的要求。

2）多種藥草製成的粉末

過程一如我們製作單種藥草粉末（切碎、乾燥⋯⋯）。在聖賀德佳的草藥配方中有不同的研磨粉末規則，都應該遵守。例如：藥草必須一起磨成粉末，這表示我們必須先將原料混合，再放入咖啡研磨機進行研磨。

或是：製造一種粉末。

我們可以前述方式進行，或將所有藥材個別磨碎，然後再混合各種成分為一種粉末。如果一種粉末是由不同藥材一起研磨而得，或將不同成分的粉末混合製造出來，要特別注意這些成分的研磨精細度要相似，要不然粉末就會「各自為政」，也就是說時間一長，較粗的粉末會浮在上方，較細的會溜到下面。為了避免這樣，我們把磨好的藥材粉末通過細篩過濾，凡是留在篩盤上的再放回研缽裡研磨，直到都可以通過細篩落下。

各種不同藥粉的混合原則

混合藥粉要在研缽裡進行。我們採用以下的例子：

為了達到最理想的混合效果，我們先按比例加入最細小的粉末到研缽裡，之後，加入大約等重分量的稍大顆粒粉末，混合之後，再加入與目前研缽中分量相等的粉末，再次混合，以這種方式繼續進行，直到所有成分彼此均勻地混合在一起。

例如：

粉末 A，7 公克

粉末 B，19 公克

粉末 C，45 公克

第一次混合程序：

7 公克粉末 A +7 公克的粉末 B ①

第二次混合程序：

14 公克的混合的粉末 ① + 12 公克粉末 B（19 公克 –7 公克）②

第三次混合程序：

26 公克的混合的粉末 ② + 26 公克粉末 C ③

第四次混合程序：

52 公克的混合粉末 ③ + 19 公克粉末 C（45 公克 –26 公克）

混合過程應持續約 3 分鐘，過程中用湯匙刮下留在研缽邊緣與底部的混合藥粉。之後，我們將製作好的粉末保存在乾燥的容器裡。容器必須可密封、不透氣、不透光（棕色廣口瓶）或加工成其他藥方（如治療神經疾病的藥餅）。

藥粉也可根據精細度區分。製藥通常將粉末分成四種精細度，即粗、中細、細、很細。粗粉末可以通過的網眼寬度為 0.8

毫米，細粉末可通過的網眼寬度為 0.16 毫米。若要製作藥酒或進一步加工時，就用粗粉末（例如：對開蕨藥酒）；若配方要求，就用細粉末（例如：小茴香複方粉 Sivesan）。

藥草汁

藥草汁是由新鮮的藥草切碎後，壓榨成的汁液。這種新鮮的藥草汁可以立即使用（如：車前草汁治昆蟲叮咬），或製作草藥（軟膏、藥水……），或加酒精保存，以備日後所需。

如果我們想要自製藥草汁，進行步驟如下：

1）採集藥草。

2）去除採集物（通常是草本植物）上的異物雜草，敲掉上面的泥土（洗淨根部並且晒乾）。

3a）將洗淨的新鮮藥草放進電動榨汁機攪碎，或

3b）用半月刀將藥草切碎，然後放到研缽中搗碎。

4）將此植物泥

a）放到布裡，擰緊，榨出汁液，或

b）放進藥酒壓榨機中，然後使用機器從藥草中壓榨出汁液。

5）不是馬上需要用的藥草汁可以冷凍起來，或使用從藥房買到的濃度 90% 的酒精，按 1：1 的比例混合保存。

藥酒

藥酒是將藥草或部分的藥草、藥粉或藥草汁放進葡萄酒或水中煮沸而成。在某些情況下，會在煎煮藥酒過程中添加蜂蜜、葡萄酒醋或其它添加劑。通常在聖賀德佳的原始文本當中，會詳細說明製造的方法。

製作好的藥酒在滾燙時倒入（用沸水沖洗過的）無菌瓶中，裝滿，並立刻封瓶。如果我們做得很乾淨，藥酒可以保存1-2年，甚至更久。有些藥酒一定要趁溫或加溫再喝，這在文本中會特別提醒。我們只需加溫要服用的分量即可。

軟膏劑

在聖賀德佳的自然療法中，我們用綿羊、山羊、牛、鹿、熊、豬和乳牛的脂肪，作為軟膏的基底油（請參閱 251 頁）。原則上，我們將軟膏劑放在研缽中用杵攪拌。為此，研缽的內側必須平滑。在專賣店中，這種研缽稱為方達缽。大碗或鍋子與木勺都可以當作替代品。

製作藥膏的程序：

1）將軟膏基底油泡在熱水中（也就是把要製作軟膏劑的容器，放在一個裝滿熱水、在爐火上加熱的鍋子裡），不斷攪拌直到油脂成為液狀。隔水加熱可避免太快速和過度加熱脂肪，因為水溫（約 96–99℃）最高能升至沸點。

2）先將液態的添加物稍微加熱，分次慢慢添加，然後與油脂一起攪拌均勻。固態添加物（如粉末），則先用少量液態軟膏基底油或「百葉薔薇橄欖油」（參考 No.53「百葉薔薇」）攪拌。

3）當所有的添加物都充分混合後，我們將鍋子從熱水中取出，繼續攪拌，直到混合物冷卻（攪拌到冷卻）。

4）將製成的藥膏裝罐，儲存在陰涼處或冰箱裡。

草藥蜜

「草藥蜜」是我們將新鮮收成、切碎或乾燥後磨成粉末的草藥，在蜂蜜中攪拌，製成的草藥劑。除非配方另有說明，否則取用未煮過的蜂蜜（尚未除去泡沫）。

草藥蜜的製造程序：
我們把蜂蜜隔水加熱，將水加溫至約 38–40℃，
讓蜂蜜變軟稠。

1）草藥粉末加蜂蜜：將粉末（例如高良薑）放進約盛一湯匙蜂蜜的研缽中，仔細攪拌均勻。只要看到團狀物，就繼續攪拌，直到蜂蜜與粉末完全融合。

2）切碎的新鮮香草加蜂蜜：將新鮮採摘的藥草（例如耬斗菜）用半月刀切碎，並用勺子將它們勻稱分散在蜂蜜中。鑒於蜂蜜的防腐性，草藥蜜可以長久儲存。

植物灰

在聖賀德佳自然醫學當中，灰燼與由特定木材灰所製成的鹼液，也被應用在治療上。灰燼通常是從這種或那種特定木材燃燒後的純淨產物，但不可互相混合。

有三種方法可以取得灰燼：

第一種方法是將植物切碎並在太陽底下晒乾，將晒乾的植物用瓦斯火（或打火機）點燃，然後在監督下燒成灰。這可以在事先仔細清洗過的烤肉爐裡、開放式的壁爐、在廚房的木柴－煤炭爐或在石板、金屬板上進行。千萬不要使用火種、紙張或液體燃料來點燃火苗！燃燒後的殘留物（等到灰燼冷卻），放進研缽中細磨，裝入玻璃罐中保存起來，或是趁熱做成草藥劑。

第二種取得植物灰燼的方式比較節省時間，但是比較消耗能源。我只略做描述，因為有些人並沒有時間可以等待到原料乾燥。我們將仔細切碎的植物原料放進一個不用的鐵鍋或不鏽鋼鍋內（無人工材質）。在燃燒的初期會形成濃煙，因此最好在戶外的電爐或瓦斯爐上將火開到最大。使用金屬勺子不時從中攪拌。冒煙階段過後，植物原料便開始悶燒變成灰燼。當所有的植物原料都變成灰燼，才可以關掉火源。如果植物切得越細，過程就越快。第一種方法優於第二種方法。

第三個製造灰燼的方法是，將新鮮或是乾燥後的藥草，放

到窯裡或火爐裡的耐火碗中進行乾燥，然後緩慢升溫至約 400℃（溫度不要超過 400℃，因為這會讓灰燼沾黏或熔化在容器裡而幾乎刮不下來）。這種方式也會產生很多煙，因此應該露天進行，這焚化成灰的過程，視植物種類不同以及殘留水分的多寡，可能需要幾個小時。如果有淡色到白色的灰燼留下來，就告完成。

製作鹼液

我們將配方指定的灰量，倒入可鎖緊的廣口瓶，瓶內裝規定的溶劑（水或葡萄酒）約 3/4 滿。將瓶子強力搖晃約 1 分鐘，然後沉澱 5 分鐘，再搖晃。為了讓植物灰燼的精華能夠徹底地沖洗出來，我們會連續三天重複這整個過程。第三天，最後一次搖晃後，讓灰燼沉澱約 1 小時，再將上層的鹼液小心翼翼地倒出來。

蜂蜜汁

聖賀德佳在文本中提到了蜂蜜汁，它可以當成服用各種藥品的「載體」，蜂蜜汁的做法如下：

☆ 1 公升水
☆ 1–3 湯匙蜂蜜（視口味而定）

將水加熱，加入蜂蜜，使蜂蜜化開，純正的蜂蜜汁就完成了。為了提高風味，可以放入玫瑰花瓣一起煮或加入甘草汁（每半公升加半茶匙）。如果在配方中清楚明白只提到純蜂蜜汁，就不加甘草汁。

油性萃取物

　　聖賀德佳自然醫學裡除了有水性萃取物（茶）的藥方以外，也有油性萃取物。為了製作油性萃取物，我們取一個有扣鎖、醃漬用的玻璃瓶，加入新鮮植物部分（如蕁麻，香董菜，百葉薔薇）直到瓶子的 3/4，然後倒進橄欖油，淹過瓶中植物至少約 2 英寸。將瓶子放在陽光下 1–3 天，然後移至陰涼處，讓藥草浸泡在裡面 3–4 週，每天要搖動瓶子一次。當這油性萃取物完成，我們可以用一塊布或不鏽鋼篩子過濾此油，然後用不透光的瓶子保存在陰涼處。

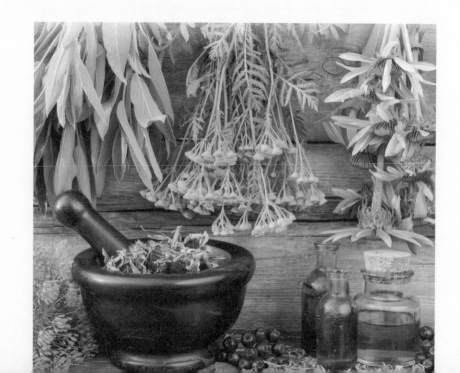

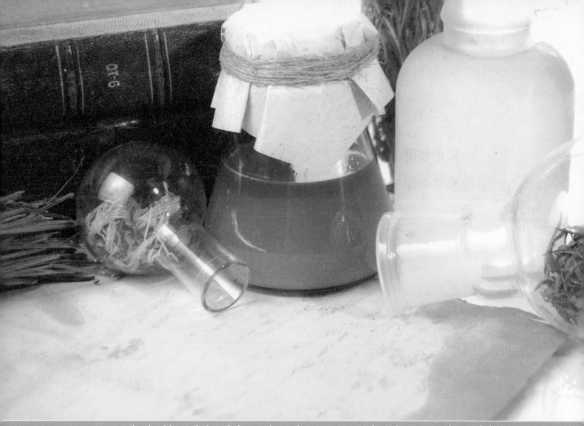

8. 製作草藥時會用到的添加物

葡萄酒

聖賀德佳醫學中所採用的酒是自然發酵的葡萄汁,不含任何添加物。最好是向有機種植的葡萄果農採購的葡萄酒,因為這樣的葡萄酒:

1)生產過程環保(避免除草劑、殺蟲劑、殺真菌劑、殺昆蟲劑);

2)通常是比較容易消化;

3)當成草藥原料時,已經相當肯定不帶任何汙染物。

其他發酵的果汁，如黑醋栗酒、黑莓酒、蘋果酒、櫻桃酒等在聖賀德佳醫學當中，都不被當成酒或替代酒，製造草藥方時不採用。

醋

醋是酒經由醋酸菌發酵而成的。在製作草藥的過程中，我們只採用葡萄酒醋。我們可以在健康食品店或天然食品店買到這種醋。要注意，做為原料的葡萄酒是否來自有機栽培。

其他的醋，如烈酒醋、水果醋、蘋果醋，以及這些醋的混合物或香草醋，我們不會用來製造草藥。

• 製作葡萄酒醋的方法

葡萄酒醋很容易自行製作。我們需要約 100 毫升未經硫化的天然純葡萄酒（硫添加劑會阻礙醋酸菌發酵）。將葡萄酒加熱到 20–30℃，置入 2–3 湯匙固態的酵母，將容器放在溫暖的地方（在暖爐上方或烤箱附近）。酵母內除了乳酸菌，也都有醋酸菌。1–2 週後，葡萄酒受到酵母內的醋酸菌影響酸化了。我們再將 1 公升左右同品種的溫熱葡萄酒加入「發酵醋」裡面，然後放在通風、溫暖的地方。醋酸菌會轉換葡萄酒，我們可以從「發酵階段」觀察這種轉變。當葡萄酒完全變成醋，發酵階段才結束。表面上白色的「菌層」，在發酵完成後會沉到容器底部。這葡萄酒醋現在可以用來作藥，以及用來繼續將其他新鮮酒變成醋。無論如何，葡萄酒醋嚐起來都必須是很酸，聞起來像醋。

蜂蜜

我們自製草藥時會使用花蜜或葉蜜。兩者的區別在於最初的物質（蜜露）不同。

☆花蜜一般是由花朵的蜜露（樹木的花、野花、野地的……）組成。

☆葉蜜（林蜜、杉蜜……），它的基本物質是由特定牙蟲的排泄物組成，這些牙蟲吸食植物的汁液，然後排出含甜味的汁液，經蜜蜂採集，做成蜂蜜。這兩種蜂蜜種類（花蜜或葉蜜）都適合用來製藥。即使蜂蜜我們也必須注意品質！蜂蜜不等於蜂蜜！葉蜜不一定比花蜜好，反之亦然。

• 進口蜂蜜不適用

有些市售的蜂蜜是進口的，與本地的蜂蜜混合，當作草地花蜜、蜂蜜、精煉蜂蜜販售。這些混合蜂蜜並不適合製作草藥，因為國外來的蜂蜜多半高溫加熱處理過。

通常最簡單也是最好的辦法，就是去附近的養蜂人家購買，蜂蜜的品質也好。原料供應商常常就在街口轉角處。

• 去泡蜂蜜

「純化蜂蜜」的原料是從養蜂人家得到的花蜜或葉蜜。將蜂蜜倒入鍋裡（不鏽鋼鍋）加熱至沸騰，然後將鍋子拿開爐火，讓蜂蜜冷卻。蜂蜜在烹煮過程中所產生的泡沫會再次凝結，在蜂蜜上面形成一層薄膜，類似煮過的牛奶上面的那層皮。可用勺子、

木鏟、羽毛或類似的東西將此泡沫撈起。然後我們再將蜂蜜加熱至沸騰，再撈去泡沫，共做三次。當蜂蜜不再起泡時，就被淨化了。通常煮沸、去泡二到三次即可。

水

我們可以使用品質好的自來水（硝酸鹽不超過 20 毫克/ 公升），或少鈉、少碳酸的礦泉水。但是有些配方，會要求使用流動的泉水。我們會建議使用住家附近的療癒泉水。

橄欖油

從橄欖樹果實榨出的油。我們可從天然食品店、健康食品商店或藥店，購買冷壓的橄欖油。製作草藥時我們會用橄欖油做出玫瑰油（請參考 No.35「百葉薔薇」），使用在本書提到橄欖油之處。

另一種製作「玫瑰油」的方法比較昂貴，但比較容易，比較節省時間。用 1 公升的橄欖油，並添加 2–3 滴真正的玫瑰精油（不是人工合成的！）。這幾滴玫瑰精油就夠了！純正的玫瑰精油非常昂貴，而且是高度濃縮。製作 1 公克的純正玫瑰精油，需要大約 3–4 公斤的花瓣。

動物油脂

•山羊脂（脂肪）

作為軟膏基底油，我們使用公山羊、母山羊或小鹿的脂肪。

聖賀德佳寫道：

「公山羊的脂肪又好又健康，適合製作各種草藥。母山羊與公山羊天性相同，唯一不同的是公山羊比母山羊強壯。」但這不意味公山羊的油脂比母山羊的油脂更有療效。

•綿羊脂（脂肪）

如果沒有山羊脂，可退而求其次使用綿羊油脂，雖然沒聽說它有療效，但還是可以加工製成草藥軟膏。如果在文本中的配方提及「老油脂」，我們就可以取用綿羊老油脂或老牛油脂。

•牛油（脂肪）

因為聖賀德佳描述小牛是「純淨的動物」，可以假設牛油非常適合用來製作草藥。

•鹿油（紅鹿或旃鹿的油）

也適合作為軟膏基底油（脂肪）。

•豬油

若配方指定，或在找不到其他油脂的緊急情況下可使用。

•鵝脂肪

參考「豬油」。

•奶油

當配方中提到奶油，我們通常使用牛油。

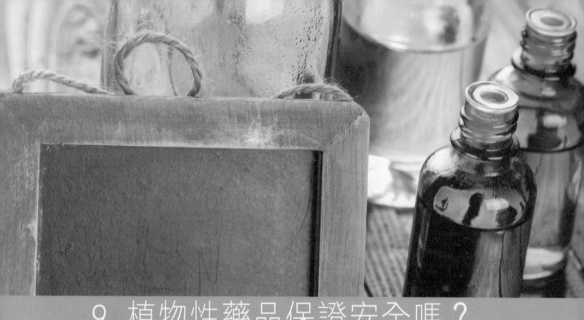

9. 植物性藥品保證安全嗎？

　　如果我們要自製藥材，就得對這些藥材的使用負起責任。誰沒有意識到這個責任，就不要碰！此外，這些藥材只能用在自家！

　　我們必須讓藥房或製藥公司企業化製作草藥，因為只有他們擁有必要的專業知識和立法機關的授權。如果要自己吃藥（給自己開藥），就不可避免要先診斷疾病（檢查），因為：沒有診斷，就沒有治療！

　　首先必須知道面對的是什麼病，才可以也才應該開始服用藥物。因此應該要由醫生或治療師進行診斷，因為我們自己通常有所偏頗，容易因為誤診而選擇錯誤的藥方。藥方必須審慎選擇，符合我們的症狀，否則不但無益，更糟的是，還可能有害。正如我們不可毫無保留地接受、宣傳聖賀德佳營養觀宣稱「水果與蔬

菜是健康」的這個說法；同樣，我們也需審慎看待以下的說法：「天然的**植物性**藥物不會有害」（這句話所根據的說法是：「如果沒有效，就不會有害」）。

「植物性」藥品並非無害

誰會嚴正地聲明：洋地黃、嗎啡、鴉片和其他藥劑對人無害呢？大概沒有人。當它們以滴劑或錠片的形式出現時，也看不出它們是植物做的。不要濫用藥物的警告不只是適用於用有毒植物製作的藥。其實那些看起來「無害的草藥」（無禁忌與無副作用的草藥），也可能因錯誤的使用（過量、高劑量與沒必要），對使用人弊大於利。使用這些草藥，作用不很強烈；但是，即使傷害很小，影響也不像我們剛才提到的藥劑那麼明顯，傷害還是會出現。

就這個問題，我們在聖賀德佳的教科書《疾病的起因與治療》一書中，找到了下面一段話：

「這些由天主所指示的藥材，或者對人類有益處；但或病人還是會死亡，天主不讓他從病苦中解脫。由高貴的植物所提煉出的不同的粉末與香料，若是不按照規定正確服用，將無益於健康的人，更可能傷害他們的身體，使血液乾涸，肌肉消瘦，因為這些人體內並沒有需要透過藥物加以排除能量的體液。藥物本身不會增強力量，也不增長人肉，而只針對病人體內的壞體液，使其減少。若要服用，便應按正確的分量和需要，合理地按照病症使

253

用，或配麵包，或配葡萄酒，或配任何其他食物，或空腹，但謹慎服用，否則藥物會壓擠服用者的胸部，傷害肺部；如果沒有配其他東西服用藥物，藥物深陷胃裡，便會傷胃。」

那麼，這段話要告訴我們什麼呢？

對症下藥才能獲得健康

原則上是警告我們不要濫用任何藥物！即使對健康人所作的藥物測試，也屬於濫用藥物的範疇，更不用說在動物身上進行的藥物試驗，是件完全不恰當的事情。即使是草藥，如果不合理服用，或是沒有正當理由，隨便服用，都會傷害人體，如同我們所讀到的一般。如果能夠對症下藥，並給予正確的劑量，草藥會在短時間使人療癒！聖賀德佳自然醫學中的草藥並不是讓過於害怕疾病的人服用，以預防疾病，或因為它們美味可口。

人體內必須有疾病、壞體液，或人們偏離了健康狀態的情況，否則藥物沒有可以攻擊，可以有效釋放其能量的點。如果這些「過剩的能量」不被有目標地引導（透過合理的使用和與正確的對應症），便會在體內搞破壞、耍流氓，四處攻擊健康的身體。

因此，別碰我們不需要的藥物吧！

一、它們無益，因為在體內找不到應該要對抗的壞體液；

二、它們無法保障任何人日後不生病，因為它們只能夠調節體內目前的病情（比方說：一個健康的人服用了聖賀德佳的抗癌

藥物，不會獲得癌症的免疫力，反而有害，因為藥物找不到應該「打擊」的癌細胞，可能去攻擊健康的組織）；

三、它們會傷害那些服用藥的人，因為藥物將它們的力量釋放到健康的器官，因此自成傷害（可能會改變血液指數等等）。

不過聖賀德佳醫藥當中，有一些藥物（如早春洋艾葡萄酒，小茴香混合粉，黃金食療，縷斗菜混合粉），是健康的人也可以服用的萬用藥方，因為它們

第一，能維持、穩定健康；

第二，保護人們免染疾病；

第三，將疾病排除人體外。

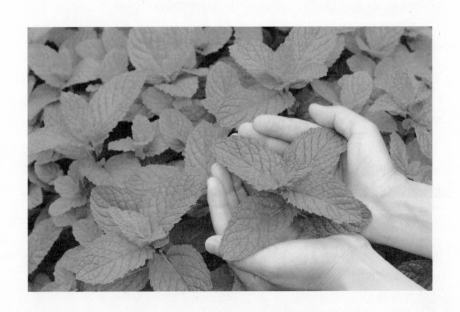

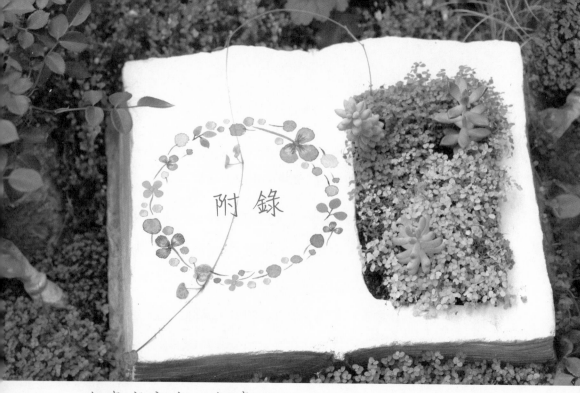

本書適應症分類索引

（請按適應症類別找到對應的植物德文名稱，再利用 P.268 聖賀德佳醫學香草植物索引，檢索該植物在本書的頁碼）

	適 應 症	香草植物德文名稱
神 經 系 統	帕金森氏病、緩解帕金森氏症	Habichtskraut、Zitwer
	四肢顫抖	Zitwer
	全身乏力	Zitwer
	早期阿茲海默症	Gundelrebe
	神經病變	Muskatnuss
	神經紊亂	Muskatnuss
	頭部區域的硬化症狀	Muskatnuss
	頭痛	Quendel、Veilchen、Gundelrebe、Alant、Muskateller-Salbei、Weihrauch、Zitwerv、Gewürznelke、Habichtskraut、Apfelbaum、Birnbaum、Lorbeerbaum、Mandelbaum、Pflaumenbaum
	因大腦血流不足導致的頭痛	Kastanienbaum
	中風	Dinkel
	帕金森氏病	Sellerie
	脊髓硬化症	Weizen、Habichtskraut
	腦出血	Vogelmiere

適應症	香草植物德文名稱
分裂的心靈	Hafer、Muskatnuss
憂鬱	Aronstab、Flohsamen、Petersilie、Raute、Schuesselblume、Veilchen、Wermut、Ysop
悶悶不樂	Aronstab、Fenchel
抑鬱寡歡	Fenchel、Flohsamen
沮喪	Fenchel、Ysop
悲傷	Aronstab、Ysop
天候引發的煩亂	Aronstab
易怒	Aronstab
噩夢	Betonie、Schuesselblume
心力衰竭	Tanne
厭食	Dinkel、Fenchel、Gerste、Ingwer
睡不好	Betonie
睡眠障礙	Betonie
情緒波動	Flohsamen
心情煩躁	Galgant
有助緩解猛烈的精神創傷	Gundelrebe
猛烈的精神創傷	Gewürznelke
憤世忌俗	Habichtskraut
憂鬱症	Kőnigskerze、Petersilie、Süssholz、Veilchen
歇斯底里	Kubebe
性焦慮	Kubebe
憂傷	Muskatnuss
懶洋洋	Muskatnuss
沉悶感	Muskatnuss
暴怒	Rose
胸口悶	Schuesselblume
精神病變	Schuesselblume
精神失常	Tanne
抑鬱症	Schuesselblume、Wermut
易怒	Sellerie
躁狂症	Süssholz
戒癮	Süssholz
有助憂鬱與神經性病痛的緩解	Zimt
神經衰弱	Kubebe、Muskatnuss、Habichtskraut

精神疾病

257

適應症	香草植物德文名稱
眼藥	Bertram、Fenchel、Süssholz
眼睛混濁	Linde
眼科藥方	Alant
弱視	Gundelrebe、Poleiminze、Weihrauch
視力弱	Lavender、Linde
弱視初期	Rose
初發眼結膜炎的輔助處方	Rose
白內障	Linde
聽力下降	Andorn
因病聽力受損	Andorn
重聽	Andorn、Gundelrebe
耳鳴	Andorn、Gundelrebe
頭部內的隆隆聲	Gundelrebe
梅尼爾氏症	Gundelrebe
耳炎	Gundelrebe
扁桃腺炎	Akelei、Andorn
咽喉發炎和喉嚨發炎	Andorn、Eisenkraut
喉頭發炎	Andorn
甲狀腺腫大	Eisenkraut
扁桃體炎	Eisenkraut
腮腺炎	Eisenkraut
鼻炎	Habichtskraut
聲音嘶啞	Kőnigskerze、Süssholz
失音（失聲）	Kőnigskerze
甲狀腺亢進	Liebstöckel
鼻竇發炎	Zimt
鼻黏膜腫脹	Zimt
鼻息肉	Zimt
聽覺、嗅覺與味覺退化	Zimt
唾液太多	Zitwer、Quittenbaum
牙痛	Wermut
牙根肉芽腫	Wermut
牙齒和頭部區域的病灶現象	Wermut
牙齒萎縮、牙周病、牙齦出血、牙齦炎	Weinrebe

眼

耳鼻喉、口腔、顏面

	適 應 症	香草植物德文名稱
循環系統	心臟病發作	Dinkel
	心痛	Diptam、Habichtskraut、Galgant、Petersilie、Habichtskraut
	強烈心痛	Enzian
	腦血管硬化	Enzian
	頸動脈腫脹	Liebstöckel
	心肌梗塞後的輔助治療	Petersilie
	低血壓	Fenchel
	高血壓	Fenchel、Gewürznelke
	心刺痛	Galgant
	心絞痛	Galgant
	氣血不順	Galgant
循環系統	強心	Habichtskraut
	心臟衰弱	Habichtskraut、Kőnigskerze
	冠狀動脈硬化	Habichtskraut
	腦血管硬化	Habichtskraut
	胸痛	Kőnigskerze
	胸骨後疼痛	Kőnigskerze
	心臟疼痛	Meerrettich
	心 痛	Meerrettich
	呼吸急促伴有心臟疼痛	Meerrettich
	心臟衰弱和血液循環不良	Wermut
	冠狀動脈硬化	Habichtskraut
循環系統	胸痛	Kőnigskerze
	胸骨後疼痛	Kőnigskerze
	上呼吸道感染	Akelei
	哮喘	Hirschzunge
	化膿性肺炎	Alant
	肺結核	Alant、Mandelbaum
	支氣管炎	Akelei、Brombeere、Eisenkraut
	肺部痰多	Akelei、Brombeere
	感冒	Akelei
	肺炎	Eisenkraut、Hirschzunge、Mandelbaum

	適應症	香草植物德文名稱
循環系統	囊性纖維化	Hirschzunge
	發燒	Akelei
	當成感冒發燒的輔助性草藥方	Akelei
	咳嗽	Aloe Vera、Brombeere、Hirschzunge、Liebstöckel
	頭部黏液增多（傷風感冒，黏膜炎）	Bertram
	胸膜炎	Bertram、Brombeere
	囊腫性纖維化	Brombeere
循環系統	黏膜炎	Brombeere、Rainfarn、Eibe
	呼吸惡臭（口臭）	Fenchel
	肺部硬化（矽肺？）	Habichtskraut
	胸膜炎	Liebstöckel、Wermut
	肺水腫	Lungenkraut
	呼吸困難	Lungenkraut
	肺氣腫	Lungenkraut、Mandelbaum
	緩解哮喘	Lungenkraut
	肺部疼痛	Meerrettich、Hagrose
	呼吸急促	Meerrettich、Birnbaum
	頭部、胸部多黏液	Pfingstrose、Eibe
	支氣管炎	Pfingstrose、Hagrose
	口臭（呼吸惡臭）	Pfingstrose
	咳嗽有痰	Rainfarn
	鼻炎	Rainfarn、Eibe
	肺部多濃痰，無法咳出	Rainfarn
	乾咳	Rainfarn
	急性支氣管炎	Rainfarn
	哮喘的支持性處方	Rainfarn
	肺部疼痛	Speik-Lavender
	呼吸急促	Speik-Lavender
	因失去喜樂導致的肺部疾病	Veilchen
	傷風	Veilchen

	適 應 症	香草植物德文名稱
循環系統	感冒	Weihrauch
	上呼吸道黏膜炎	Weihrauch
	咳嗽	Wermut
	氣管炎	Wermut
	預防肺疾病（肺結核）	Wermut
	肺臟虛弱	Ysop
消化系統	腹部疼痛	Mutterkraut
	腹脹	Salbei
胃、食道	胃寒	Hanf、Krauseminze、Poleiminze
	便祕	Krauseminze
	胃痛	Beifuss、Galgant,Ingwer、Muskateller-Salbei、Raute
	胃灼熱	Aloe Vera
	胃粘液增多	Aronstab
	胃部黏液分泌增多	Brennnessel
	消化道黏液過多	Habichtskraut
	腸胃疾病	Kornelkirsche
	胃炎	Aronstab,Ringelblume
	消化不良	Aronstab、Bachbunge、Beifuss、Brunnenkresse、Fenchel、Habichtskraut、Hanf、Krauseminze、Poleiminze、Sanikel、Süssholz
	消化力不足	Fenchel
	增進消化	Bertram
	腹痛	Bohne,Fenchel
	內臟痛	Bohne
	胃部不適	Brennnessel
	腹脹、「食用燒烤食物後」的胃脹	Fenchel
	開始有腹水	Gewürznelke
	因毒物導致的硬化	Habichtskraut
	脾胃虛弱	Hanf
	慢性胃黏膜炎	Muskateller-Salbei
	胃脹	Muskateller-Salbei、Poleiminze、Raute

261

	適 應 症	香草植物德文名稱
胃、食道	乳酪消化不良	Mutterkümmel
	乳酪過敏	Mutterkümmel
	助消化	Mutterkümmel
	噁心	Mutterkümmel
	嘔吐	Mutterkümmel
	妊娠嘔吐	Mutterkümmel
	胃痛	Mutterkümmel、Tanne、Zypresse
	食慾不振	Poleiminze、Salbei
	治療胃炎的輔助食品	Poleiminze
	腹痛	Sanikel
	胃腸部分的炎症和疼痛	Sanikel
	胃功能失調	Wermut
	消化功能紊亂	Wermut、Espe
	膽固醇	Schlehe
肝膽、膽道	黃疸	Aloe Vera、Brunnenkresse
	脂肪肝	Mandelbaum
	肝臟衰弱	Andorn、Ysop、Mandelbaum
	膽結石	Diptam
	肝臟部位疼痛	Speik-Lavender
	一般清理體液的藥方	Ysop
	脾和肝區疼痛	Lein、Pfaffenhütchen、Tanne
脾臟	脾臟衰弱	Andorn
	脾臟疼痛	Petersilie
	腎臟衰弱	Andorn,Wermut
	腎結石	Diptam、Schwertlilie
	腎臟疼痛（腎盂發炎）	Raute
	緩解膀胱結石和腎結石	Habichtskraut
小腸大腸直腸	便祕	Bachbunge
	痔瘡	Bachbunge
	吸收障礙	Beifuss
	吸收不良	Bertram
	腸絞痛	Ingwer
	任何緣由的腹瀉（霍亂、痢疾、腸炎腹瀉）	Mutterkümmel

	適 應 症	香草植物德文名稱
泌尿生殖系統	尿毒症	Schlehe
	泌尿道感染引起的敗血症	Schlehe
	前列腺尿失禁	Habichtskraut
	男性和女性的尿液滯留	Rainfarn
	前列腺肥大（老年男性的疾病）	Rainfarn
	尿失禁	Salbei、Espe
	尿床	Salbei
內分泌	新陳代謝弱	Galgant
	代謝紊亂	Habichtskraut、Birnbaum
	代謝廢物沉積	Habichtskraut
	荷爾蒙引起的脫髮	Pflaumenbaum
免疫系統異常	有過敏傾向	Wacholder
	體質過敏	Aloe Vera
	風溼	Bachbunge、Petersilie、Sellerie、Tausendgüldenkraut、Hafer、Esche、Espe
	全身無力	Benediktenkraut、Dinkel
	身體虛弱	Benediktenkraut、Dinkel
	免疫力弱	Benediktenkraut
	預防疾病	Bertram
	發燒	Brunnenkresse、Wacholder
	虛弱	Dinkel
	精疲力竭	Fenchel、Mandelbaum
	發高燒	Galgant
	燥熱	Galgant
	痛風	Krauseminze、Esche、Espe、Őlbaum、Schlehe、Tamine
	風溼	Krauseminze、Őlbaum
	類風溼性	Krauseminze
	過敏性發燒	Flohsamen
	過敏傾向	Flohsamen
血液	清血	Bertram、Muskatnuss、Birnbaum、Mispelbaum
	月經不順	Betonie、Mutterkraut
	排經不順	Habichtskraut
	月經經常過量	Betonie
	不規則的出血現象	Betonie
	月經來潮不適	Mutterkraut

	適 應 症	香草植物德文名稱
骨骼、肌肉	腫脹或消腫了的緊張性肌肉疼痛	Bohne
	韌帶疼痛	Bohne
	背痛	Galgant、Habichtskraut
	腰部刺痛	Galgant
	痛風	Bachbunge、Petersilie、Sellerie、Tausendgüldenkraut、Wegerich、Hafer、Ahorn
	協助治療痛風	Rose
	關節炎	Petersilie、Tausendgüldenkraut、Sellerie
	骨關節炎	Petersilie、Tausendgüldenkraut、Sellerie
	痛風石	Petersilie
	背痛	Petersilie、Weizen
	坐骨神經痛	Petersilie、Weizen
	酒後或喝過量液體後的痛風發作	Petersilie
	麻痺現象	Petersilie
	肌肉萎縮	Petersilie、Mispelbaum、Gerste
	骨折	Tausendgüldenkraut、Wegerich
	風溼性疾病	Tausendgüldenkraut、Ahorn
	急性痛風發作的疼痛	Wegerich
	腰痛	Weizen、Habichtskraut
	椎間盤突出後的狀態	Weizen
	扭傷	Vogelmiere
	筋肉拉傷	Vogelmiere
	挫傷	Vogelmiere
	夜間腿部抽筋	Őlbaum
	肌肉酸痛	Őlbaum
皮膚與皮膚附屬器	膚潰瘍（下肢潰瘍）	Bohne
	皮疹	Bohne、Quendel
	人或畜開放性化膿的皮膚潰瘍	Brombeere
	化膿性傷口	Eisenkraut
	褥瘡	Eisenkraut
	膿腫	Eisenkraut
	疔瘡	Eisenkraut
	帶狀皰疹	Eisenkraut

適 應 症	香草植物德文名稱
乳腺炎	Eisenkraut
下肢潰瘍	Eisenkraut
臉部皮膚粗糙、有鱗屑	Gerste
皮膚病	Habichtskraut
身上硬化的潰瘍	Habichtskraut
蝨子	Lavender
燒傷	Lein
燙傷	Lein
皮膚輻射傷	Lein
晒傷	Lein
癌症放射治療輔助處方	Lein
核輻射傷	Lein
搔癢	Mohn
有助所有皮膚病的止癢	Mohn
神經性皮炎	Quendel、Kirschbaum
溼疹	Quendel
皮炎	Quendel
痤瘡、痤瘡	Quendel、Roggen
皮膚起疹	Quendel、Bachsbaum
皮膚不好	Quendel
皮膚腫脹發紅、發炎	Birke
癤	Roggen、Birke
皮膚小潰瘍	Rose
小膿皰	Rose
面部護膚	Rose
深傷口，任何種類的手術	Schafgarbe
疣	Schöllkraut
潰爛化膿的皮膚	Schöllkraut
皮膚長疹	Schwertlilie
不潔淨的皮膚	Schwertlilie
皮膚潰瘍	Veilchen、Kirschbaum
治療疤痕	Veilchen
胎記	Veilchen
乳腺的潰瘍病（乳癌）	Veilchen
牛皮癬	Kirschbaum

皮膚與皮膚附屬器官

265

適 應 症	香草植物德文名稱
皮膚與皮膚附屬器 瘀傷	Vogelmiere
溶解血塊的一般方法	Vogelmiere
被昆蟲螫傷	Wegerich
被昆蟲叮咬後的搔癢症狀	Wegerich
囊腫	Habichtskraut
細菌 猩紅熱	Andorn
沙門氏病菌	Ringelblume
中毒 食物中毒	Ringelblume、Maulbeerbaum
蕈類中毒	Ringelblume
化學物品中毒	Ringelblume
藥物中毒	Ringelblume
因環境毒物造成的傷害（空氣污染、有毒氣體，例如木材防腐劑）	Salbei
因化學添加劑導致的過敏症	Maulbeerbaum
其他 流感	Dinkel
全身無力	Galgant
容易疲累	Galgant
頭部區域的體液淨化	Zimt
頭腦疲勞	Aloe Vera
精力耗竭	Aloe Vera、Mispelbaum
橫膈膜疝氣	Andorn
強化理解力	Bertram
增強體力	Bertram
春季調理	Brennnessel
健忘	Brennnessel
注意力無法集中	Brennnessel、Kstanienbaum、Madelboum
食療的基本處方	Dinkel
發燒（體溫過高）	Eibisch
四肢無力	Fenchel、Weihrauch、Ingwer
消瘦	Fenchel、Ingwer、Mispelbaum
對天氣敏感	Fenchel
一般保健	Fenchel
全身乏力	Gerste
虛弱	Gerste、Ingwer

適 應 症	香草植物德文名稱
協助緩解消耗性疾病	Gerste
頭部隆隆作響	Gewürznelke
早春的疲憊、抑鬱	Gundelrebe
受到抑制的汗水	Habichtskraut
腦部發脹	Habichtskraut
養生保健（針對健康的人）	Hanf
大小便失禁	Hanf、Poleiminze
傷口護理	Hanf
頭痛、胸痛、作為一般止痛藥	Hirschzunge
劇烈疼痛導致的虛弱、絞痛	Hirschzunge
癌前期的類風溼症	Ingwer
遷移性疼痛	Ingwer
女性更年期	Kubebe、Kastanienbaum
學習障礙	Kubebe
腰部刺痛	Lein
入睡障礙	Petersilie
頭部貧血	Quendel
精力耗竭	Quendel
全身不舒暢	Salbei
協助學習困難的孩子	Speik-Lavender
學校問題	Speik-Lavender
發抖	Habichtskraut
吃了「廚房毒物」（如草莓）	Sanikel
任何原因引起的發燒	Meisterwurz
睡眠障礙	Mohn
學校問題	Speik-Lavender
頭部血液循環不良	Weihrauch、Mandelbaum
吃了「廚房毒物」（如草莓）	Sanikel
任何原因引起的發燒	Meisterwurz
睡眠障礙	Mohn
火氣、肝火	Ulme
驅除蟯蟲、蛔蟲	Walnussbaum
預防胚胎死亡及流產	Hainbuche

其

他

德文	中文	拉丁文	本書頁碼	獲地	取點
Akelei	西洋耬斗菜	*Aquilegia vulgaris*	38	花市	
Alant	土木香	*Inula helenium*	40	中藥店	
Aloe	蘆薈	*Aloe vera（Haw.）Berg*	42	花市	
Andorn	歐夏至草	*Marrubium vulgare*	45	野地	
Aronstab	斑葉疆南星	*Arum maculatum*	48	聖賀德佳學院	
Bachbunge	有柄水苦蕒	*Veronica beccabunga*	50	水邊溼地	
Beifuss	北艾	*Artemisia vulgaris*	51	花市、野地	
Benediktenkraut	聖本篤福薊	*Centaurea benedicta*	52	山野中	
Bertram	西班牙甘菊	*Anthensis pyrethrum, Anacyclus pyrethrum*	53	聖賀德佳學院	
Betonie	藥水蘇	*Betonica officinalis, Stachys officinalis*	54	聖賀德佳學院	
Bohne	菜豆	*Vicia faba, Phaselus vulgaris*	56	市場	
Brennnessel	刺蕁麻	*Urtica dioica, Urtica urens*	58	野地	
Brombeere	歐洲木莓	*Rubus fruticosus, Rubus caesius*	60	超市	
Brunnenkresse	豆瓣菜	*Nasturtium officinale*	62	水邊／山澗	
Dinkel	丁可小麥	*Triticum spelta*	63	聖賀德佳學院	
Diptam	白蘚	*Diptamnus albus*	65	中藥店	
Eibisch	藥蜀葵	*Althaea officinanis*	67	中藥店	
Eisenkraut	馬鞭草	*Verbena officinalis*	68	花市	
Enzian, Gelber	黃龍膽	*Gentiana lutea*	70	中藥店	
Fenchel	小茴香	*Foeniculm vulgare*	71	中藥店、花市	
Flohsamen	洋車前草	*Plantago indica; Plantago psyllium*	74	有機食品店	
Galgant	高良薑	*Alpinia officinarum*	76	市場、草藥店	
Gerste	大麥	*Hordeum vulgare*	78	有機食品店	

德文	中文	拉丁文	本書頁碼	獲取地點
Gewürznelke	丁香花	*Syzygium aromaticum*	81	中藥店
Gundelrebe	金錢薄荷（歐活血丹）	*Glechoma hederacea*	82	花市
Habichtskraut	山柳菊	*Hieracium pilosella*	84	聖賀德佳學院
Hafer	燕麥	*Avena sativa*	87	有機食品店
Hanf	大麻	*Cannabis sativus*	88	無法取得
Hirschzunge	對開蕨	*Phyllitis scolopendrium*	90	花市
Ingwer	薑	*Zingiber officinale*	92	市場
Königskerze	毛蕊花	*Verbascum thapsus*	96	花市
Krauseminze	皺葉綠薄荷	*Mentha spicata var.crispa*	98	花市
Kubebe	蓽澄茄	*Piper cubeba*	100	聖賀德佳學院
Lavendel	真薰衣草	*Lavandula angustifolia*	101	花市
Lein, Flachs	亞麻	*Linum usitatissimum*	102	有機食品店
Liebstöckel	圓葉當歸	*Levisticum officinale*	104	花市
Lungenkraut	肺形草	*Pulmonaria officinalis*	106	草藥店
Meerrettich	辣根	*Armonacia rustica*	107	百草谷網站
Meisterwurz	歐前胡	*Imperatoria ostruthium*	109	中藥店
Mohn	罌粟	*Papaver somniferum*	110	無法取得
Muskatnuss	肉豆蔻	*Myristica fragrans*	111	中藥店
Muskateller-Salbei	快樂鼠尾草	*Salvia sclaera*	113	花市
Mutterkraut	小白菊	*Chrysanthemum parthenium*	115	唐山園藝網站
Mutterkümmel	孜然	*Cuminum cyminum*	116	超市
Petersilie	香芹	*Petroselinum crispum*	119	花市
Pfingstrose	荷蘭芍藥	*Paeoina officinalis*	122	花市
Poleiminze	普列薄荷	*Mentha pulegium*	123	唐山園藝網站
Quendel	紅花百里香	*Thymus serpyllum*	126	花市
Rainfarn	艾菊	*Tanacetum vulgare*	129	聖賀德佳學院

德文	中文	拉丁文	本書頁碼	獲取地點
Raute	芸香	*Ruta graveolens*	132	花市
Ringelblume	金盞菊	*Calendula officinalis*	134	花市
Roggen	裸麥	*Secale cereale*	135	有機食品店
Rose	百葉薔薇	*Rosa centifolia*	136	花市
Salbei	鼠尾草	*Salvia officinalis*	139	花市
Schafgarbe	西洋蓍草	*Achillea millefolium*	142	花市
Schüsselblume	黃花九輪草	*Primula veris*	143	台大梅峰實驗場
Schöllkraut	白屈菜	*Chelidonium majus*	144	聖賀德佳學院
Schwertlilie	鳶尾花	*Iris germanica, -florentina, -versicolor*	145	野地
Sellerie	旱芹	*Apium graveolens*	147	市場
Speik-Lavendel	寬葉薰衣草	*Lavandula latifolia [spica]*	149	花市
Süßholz	光果甘草（洋甘草）	*Glycyrrhiza glabra*	150	中藥店
Tausendgüldenkraut	日本鬼燈檠	*Centaurium umbellatum*	152	野地
Veilchen	香菫菜；三色菫	*Viola odorata, V. Tricolor*	154	花市
Vogelmiere	繁縷	*Stellaria media*	156	聖賀德佳學院
Wegerich	車前草	*Plantago major, -media, -lanceolata*	157	野地
Weihrauch	乳香	*Olibanum*	160	中藥店
Weizen	小麥	*Triticum*	162	有機食品店
Wermut	洋艾	*Artemisia absinthium*	163	唐山園藝網站
Ysop	神香草	*Hyssopus officinalis*	166	草藥店
Zimt	肉桂	*Cinnamomum ceylanicum*	168	中藥店
Zitwer	莪朮	*Cuecuma zedoaria*	169	中藥店
Ahorn	楓樹	*Acer*	172	森林、公園
Apfelbaum	蘋果(蘋果花苞)	*Pirus malus L.*	173	迪化街 高雄三鳳中街
Birke	紅樺	*Betula albosinensis*	175	——

德文	中文	拉丁文	本書頁碼	獲取地點
Birnbaum	西洋梨（梨子）	*Pyrus communis*	176	超市
Buchsbaum	黃楊木（錦熟黃楊）	*Buxus sempervirens L.*	178	──
Eibe	歐洲紅豆杉（歐洲紫杉）	*Taxus baccata*	180	──
Esche	梣樹	*Fraxinus*	181	──
Espe/ZITTERPAPPEL	歐洲山楊	*Populus tremula*	182	──
Hagrose	狗薔薇（野玫瑰）	*Rosa Canina*	184	花市
Hainbuche	歐洲鵝耳櫪（白山毛櫸）	*Carpinus betulus*	186	台灣森林裡
Kastanienbaum	歐洲栗樹（栗子）	*Castanea sativa*	187	傳統市場 超市
Kirschbaum	歐洲酸櫻桃	*Prunus Cerasus = Cerasus vulgaris*	189	超市、市場
Kornelkirsche	大果山茱萸（歐洲山茱萸）	*Cornus mas*	191	台大梅峰
Linde	椴樹	*Tilia*	192	野外
Lorbeerbaum	月桂樹	*Laurus nobilis*	193	──
Mandelbaum	扁桃（杏仁）	*Amygdalus communis*	194	超市、市場
Maulbeerbaum	桑樹	白桑 *Morus alba,* 黑桑 *Morus nigra*	196	城市近郊
Mispelbaum	歐楂	*Mespilus germanica*	198	
Ölbaum/Olivenbaum	油橄欖（橄欖油）	*Olea europaea*	199	超市、有機食品店
Pfaffenhuetchen	歐洲衛矛	*Euonymus Europaeus*	201	
Pflaumenbaum	歐洲李（李子）	*Prunus domestica*	202	超市、市場
Quittenbaum	溫桲樹	*Cydonia oblomga*	204	──
Schlehe	黑刺李	*Prunus spinosa*	206	
Tanne	銀冷杉	*Abies alba U. A.*	208	
Ulme	榆樹	*Ulmus*	210	
Wacholder	歐刺柏	*Juniperus communis*	211	
Walnussbaum	胡桃樹	*Juglans regia*	212	台灣森林裡
Weinrebe	釀酒葡萄	*Vitis Vinifera*	214	台灣各地的葡萄產地
Zypresse	絲柏（地中海柏木）	Cupressus sempervirens	216	──

國家圖書館出版品預行編目資料

德國醫生愛用的聖賀德佳香草植物養生寶典／萊茵赫德·席勒（Reinhard Schiller）作．王真心、王雅芳合譯 --- 二版 , -- 臺北市：星火文化，2019 年 1 月
面；公分 .（生命樹；002）

Die Hildegard-Pflanzen-Apotheke ： Rezepte zur Herstellung von natürlichen Medikamenten & Tipps zur Selbstbehandlung
ISBN 978-986-95675-6-5（平裝）

1.. 植物性生藥

418.52   107021532

生命樹 02

德國醫生愛用的聖賀德佳香草植物養生寶典

作　　　者	萊茵赫德·席勒（Reinhard Schiller）	
譯　　　者	王真心·王雅芳	
	銘謝德奧瑞聖賀德佳協會理事長 Dr. med Michael und Agnes Ptok 醫生夫婦	
	提供部分內頁圖片；封面及內頁部分圖片來源聖賀德佳學院及 dreamwork.com	
內 頁 設 計 排 版	李小蕙	
封面設計及二版排版	Neko	
總　編　輯	徐仲秋	
出　　　版	星火文化有限公司	
	台北市衡陽路七號八樓	
營 運 統 籌	大是文化有限公司	
業 務 · 企 畫	業務經理林裕安　業務助理馬絮盈·王德渝	
	行銷企畫汪家緯　美術編輯張皓婷	
	讀者服務專線 02-23757911 分機 122	
	24 小時讀者服務傳真 02-23756999	
法 律 顧 問	永然聯合法律事務所	
香 港 發 行	里人文化事業有限公司 "Anyone Cultural Enterprise Ltd"	
	地　址：香港 新界 荃灣橫龍街 78 號 正好工業大廈 22 樓 A 室	
	22/F Block A, Jing Ho Industrial Building, 78 Wang Lung Street, Tsuen Wan, N.T., H.K.	
	Tel：(852) 2419 2288　Fax：(852) 2419 1887	
	Email：anyone@biznetvigator.com	
印　　　刷	韋懋實業有限公司	

■ 2019 年 1 月二版   Printed in Taiwan

ISBN 978-986-95675-6-5   定價／360 元